そうか！
90歳は
まだ
中年なのか！

精神科医
浅川雅晴

ロング新書

まえがき

「高齢者」になるにつれて、先々の不安を抱えられる方が多くいらっしゃると思う。

そんな不安は、体にとっても、精神にとっても健康を害することになりかねない。

そこで、毎日を「生き生きと」過ごして頂きたいと思い、書かせて頂いた。

二〇二二年のデータによると、働く高齢者さんが九〇九万人に達した。

今まで働いてきた人が、定年を迎えることで、脳の働きが急速に低下する。

日常生活のリズムが崩れ、何をして良いのか分らなくなる。

「老人性うつ病」が発生すると、その先に「認知症」が待ち受けている。

家族の厄介者《やっかいもの》にならない高齢者になろうではないか！

定年退職をしても、すぐ次の仕事をすることが大切。

外で働かなくても、自分のできる仕事をすることが大切。

例えば、今まで、妻に苦労させたなら、ご主人が家事の半分を責任を持ってする。気持ちと、時間に余裕ができたら、趣味の延長上のものを仕事にできないかと考えてみよう！


一日を忙しくすることを目標にしよう。

体と脳が活発化して「しっかり歩ける、しっかり食べられる、しっかりしゃべれる、深い睡眠がとれる」。


体と心の調子が調《ととの》い、若返っていける。

長年、生きていると、物が溢《あふ》れかえる。

まず、いらない物の仕分け作業は、毎日の脳トレーニングになる。勇気を出して、捨てる。スッキリする感情を一日に一回は味わう。すると、心が若返り、歩き方も軽やかになる。

僕なんか、馬鹿な見本で！　芝犬のレナのおもちゃを捨ててしまい、レナに叱られた。まぁ～一日二度は娘のレナに叱られる。ご家族に叱られないように、上手に仕分けして欲しい。

いらない物を捨てる勇気を持つと、過去の自分と「おさらば」できる。新しい人生が描ける。

特別なことなどする必要はない。今、していることが、前向きであり、楽しいかどうかである。

自分の中には、「強い人間」と「いいかげんな人間」と「弱い人間」が一緒に住んでいる。

体にいくら良いと言われても、「いいかげんな人間」が表に出ている時は、続けられない。

辛いことがあった後、「強い人間」が表に出ていると、頑張って努力できる。いつでも三人の人間と話す冷静さを持ちたい。

高齢者さんが「老いているか？」「老いていないか？」は、朝一番にやることが「あるか？」「ないか？」で決まる。

先日（二〇二二年一〇月下旬）深夜のテレビで、アメリカの人間学研究者が語っていた。

「本来なら、人は二〇〇歳まで生きられる可能性を持っているが、ストレスにより、生きる長さをひとつずつ、つぶされている」

その発言に驚《おどろ》いた。

我々は脳に暗示《あんじ》をかけて、「九〇歳台はまだ中年でしかない」と言い聞かせようではないか！

暗示をかけ続けられた体は、ある日、真《ま》っ直《す》ぐ立って歩けるだろう！

そうか！「九〇歳台はまだ中年なのだ」

健康で、活動できる源《みなもと》は、メンタルケアーにある。

ゆううつになったり、はしゃいだりする気持ちは、精神が全て左右しているのである。

浅川クリニック　浅川　雅晴

もくじ

1章 「毎日、新しい朝を迎えられる」これ以上の幸せはない！

2章 「面倒臭い!」と思わず、何でもドンドンやろう!

3章 「今日、どう生きるか」を考え、ワクワク過ごそう！

4章 もっとスタスタ歩ける体をつくる

5章 老人性うつ病にならないメンタルを作る

6章 認知症にならない脳の活性化

7章 一〇〇歳に向かって、もっともっと元気になれる！

1章

「毎日、新しい朝を迎えられる」これ以上の幸せはない！

(1)　元気に朝を迎えられること、病気にかからないことが第一

今、二〇二二年は、昭和二〇年、戦後にベビーブームと言われた人達が七〇歳、八〇歳、九〇歳になっている。

高齢者さん達が溢《あふ》れる社会になっている。

全員がケアーの必要になれば、介護に手が回らなくなる。

そこで、必要になるのが個人個人の健康である。

九〇歳台であっても独りで「歩ける、食べられる、風呂に入れて、トイレに行けて、しゃべれる、笑える」それらが出来れば、高齢者さんでも充分に認めて頂ける。

二〇二二年には働く高齢者さんが九〇〇万人を越えて過去最多になっている。

「毎日、新しい朝が迎えられる」これ以上の幸せはない。

子供達も大人の人達も高齢者さんを含め、多くの方が、私のクリニックを訪れる。その中で何人もの高齢者の方が亡くなっていかれた。心に常にかかる問いかけは、人の幸せって何だろう？　ということ。

「新しい朝が迎えられること、病気にかからないこと」が第一で、食事は薬の役目を果たしてくれている。

(2)　健康を保つには、海からの命を頂こう

そこで食材の力を知っておくと良い。

●紫色のナスは癌の予防薬。
●生姜《しょうが》は、癌の予防薬。
●かつおぶしは筋肉を低下させない薬。

白いごはんと味噌汁とナスを薄く切って少し塩をして、それを絞《しぼ》ったおつけもの、かつおぶしがない時は、メザシを添《そ》えて下さい。
カルシウムを取り、骨折を防ぎ筋肉低下も防ぐ食事にしよう。

●畑から命をもらう。

●海から命をもらう。

味噌汁のわかめとメザシ。

海からの命をもらうことが重要である。

その理由は、地球が四二億年前に、生物が住める状態になった時に、海からの最初の生命として、「藻《も》」が現れた。

「藻」は「ストロマイトライト」と名づけられた。

人が健康を保つには、海からの命を頂くことが健康の秘決。海からの命、海藻の「わかめ、ひじき、昆布」、海からの命の魚「イワシ、トビウオ、サンマ」などである。

人の手先から肘《ひじ》までの長さ、「約四〇㎝の背中が青い魚」が人間の体に溜まる老廃物や、コレステロール、血栓を溶かす作用がある。魚は背中が青い四〇cmぐらいの魚を選んで食べよう。

青い魚のイワシ、サンマ、トビウオは大根おろしや生姜、レモン汁で一緒に食べると、生臭さが美味しさに変わる。

(3) 命への感謝と想像力が、脳を刺激して深い眠りと元気な目覚めを呼ぶ

七三歳から一〇五歳までの大人として生きるために大切なのは、頭と心（気持ち）を柔軟にすることである。

それが栄養吸収と大きく関係してくる。

●さらに生きた畑の命（野菜）、山の命などを頂くことをする。

今日も新しい命を沢山頂いた。

夜は、どんな命を頂くか？　と考えて命に感謝して美味しく食べる。想像力が後押しをして、脳からセロトニン、ドーパミンの排出効果が高まる。深い睡眠を促してくれている。眠っている間に、弱ってきている体の細胞を修復してくれる。

食事の効果と共に、毎日の睡眠で修復された体は、朝スッキリ体が軽くなって表れる。

(4) 体が歳を取らない食べもの「ピンクの岩塩＋玉ねぎのスライス」

地球が冷《さ》めて、生物が住めるようになる間に、地殻変動がくり返され、海底が火山活動により盛り上がり、陸地と山脈を作り出していった。

その山脈で見つかったのが、海底にあった塩が層になった「ピンク色」をした塩である。

野生動物が月に一回は集まり、山脈に出来た塩の層を舐《な》めて行く。

「山の恵みのピンク色の塩は、体を治す力がある」とされ、昔はクレオパトラも薬として口にしていたという。

その塩は、塩専門店やデパートで買える。

値段は、普通の塩より高いが、一五〇〇円〜二〇〇〇円ぐらいであれば、買っておくと食事作りの楽しみが増す。


ピンクの岩塩はかたまりになっているので、おろし器で擂《す》る。

塩の目安は一日あたり六gまでが普通。

岩塩少々
玉ねぎスライス
レモン汁を絞る。
塩味が少しあるかないか程度の味つけにすると血圧

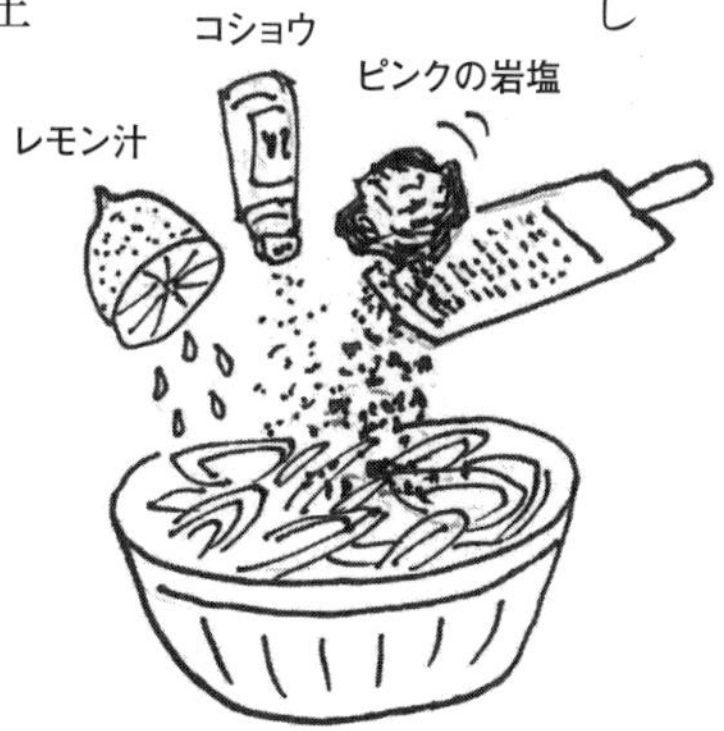

が上がらない。

○玉ねぎのスライスは岩塩とレモン味、コショウで食べる。
○玉ねぎサラダは、スライスして三〇分以内が効果的。
○どんな野菜でも三〇分以内が効果が高いとされている。
○血液をアルカリ性にさせる。血圧を下げる効能がある。
○血管と粘膜を強化させる。風邪をひきにくくする。
○朝に玉ねぎサラダを少しでも食べることで、癌の予防になる。
○大根おろしは大サジ三杯程度を目安にする。癌の予防になる。

食事をする時に、一回、一回を夢のある食事に変えていくことで、体が甦《よみが》える。味が薄い大根おろしだって、癌の予防薬かと思う想像力が加わると美味しく頂けるようになる。

何億年も過ぎた岩塩を二gぐらい使うことで、クレオパトラと同じ気分になれる人もいるだろう。七三歳から一〇五歳までを楽しく過ごすには、毎日夢がある食事をすることが秘訣である。

(5) 柔軟な心と頭を持つと知恵と体の栄養吸収が良くなる

頭を柔軟にすることで、ストレス度が低くなる。

認知症になりかけるとイライラして怒りっぽくなる。

自分の思い通りに「しゃべれなかったり、行動ができなくなる」ストレスから、怒りっぽくなる。

頭を柔軟にして、世の中の出来事を参考にしよう。

「そんなこともある」という、相手を許す気持ちを持つと、イライラは減る。

悪いケースの見本にならないように!

頭が頑固で人を許す気持ちなど持ち合わせていない高齢者さんがいらっしゃ

る。そんな人がもしも、階段でつまずいても、誰も手を差しのべてくれないかもしれない。

頑固な高齢者さんにならない努力が、日常生活をする上で、大切だと、早く気づいて欲しい。

若い時は、頑固でつっぱっていてもいい！　自分で何でもできる若さがある。しかし、高齢者さんになったら、柔軟な心を頭を持つことで、知恵と体の栄養の吸収率が高くなる。

そして歳をとらない「頭と心と体」が成立していく。

それが！　七三歳から一〇五歳の目標である！

(6)　頑固は多くの病気の元となる

「頑固な自分流」を貫《つらぬ》くことを、高齢者さんになったらやめる。その理由は、頑固な性格は、食生活に表われてくるからである。

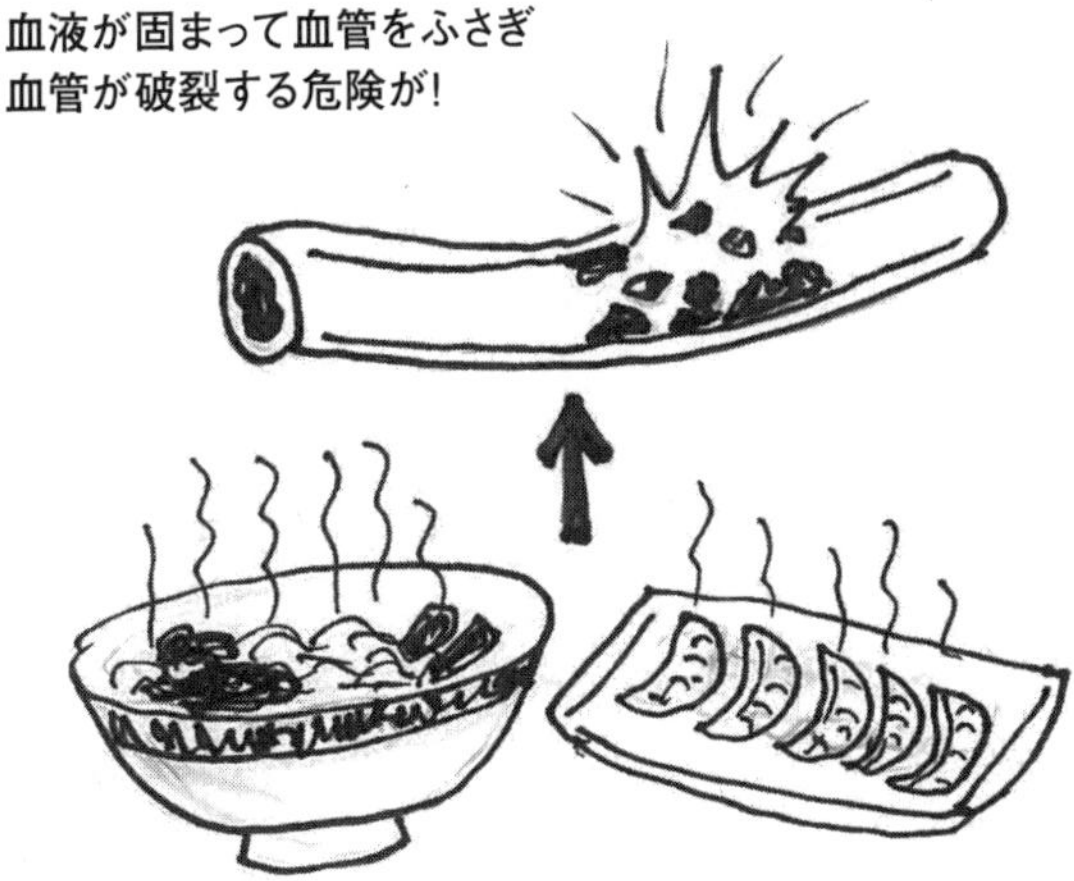
血液が固まって血管をふさぎ
血管が破裂する危険が!

例えばお金を節約するために、「カップラーメン、ギョウザ」で簡単に安く済ませようとする方がいる。

「カップラーメンとギョウザ」が悪いのではない。

毎日安く済ませようとして、同じラーメン、ギョウザにすると炭水化物一色になる。

そうすると高脂血症、血栓ができやすくなってしまうのである。

血液が固まると血管をふさぎ、死の危険がせまる。

血管が破裂する病気で亡くなる危険の確

率が高くなる。

頑固を貫いてしっかりお金を貯めた後、病院に入り、多額の入院費を払うことになる。

僕の母は、すごく頑固な性格で、自分の納得したことしかしない。高齢者で九〇歳を過ぎている。

「健康のために、野菜を食べて下さい」

と言っても、絶対に口にしない。

高級なメロンを頂くとそればかり食べる。

果糖が高い、美味しいものしか食べない。

そこで血圧の薬以外にも脂肪や尿酸値を下げる薬を山のように飲む。

「やめて下さい」と注意しても止まらない。

頑固を貫き、年間に何度も入院となってしまう。

(7) 食生活が原因で大腸癌に、眠れなくなり老人性うつ病に

頑固な高齢者さんは、仕事を長年やってきておられ、高収入の方が多い。それ故、美味しいものしか食べていない。そのために「糖尿病と高血圧、高脂血症」の方が僕の患者さんの中にいらっしゃる。

ある時、問診で、お聞きすると！

「すきやき、うな重、天プラ、ステーキ」を日替わりで食べている！　ということ。

やっぱり糖尿病を患っていた。さらに大腸癌が見つかり手術した。そこまできて、「自分は、もう死ぬのではないか」と悩んで、眠れなくなって老人性うつ病になってしまった。

幸い癌は改善し、精神科の僕のクリニックで薬の治療のため通院しておられ

る。

「忘れないように薬を飲んで下さい」と言うのだが、癌が良くなり、時々しかうつ病の薬を飲んでくれずに、うつ病が重症化してしまっている。

(8) 昭和の節約をそろそろ卒業して下さい

昭和を生き抜いてこられた、特に女性の高齢者さんは、戦後の食料難を体験しておられる。そのため「口に入るものなら何でも良い」と思ってしまう一面をもっておられる。

そこで、「お茶づけと一品カボチャの煮物」でお昼をすごされる。

米のお茶づけとカボチャの煮物では、炭水化物だけということになる。

そうした食事を多くすると、血圧を高めたり、また血栓を作り出しやすくなる原因になり、病気を患ってしまうと、治りにくくなる。

「野菜としてカボチャを考えてしまいがちだが、カボチャと白米は、炭水化物に属している」ことを頭において頂きたい。
昭和の節約をそろそろ卒業して、柔軟で穏やかな心を持つよう切り変えをして下さい。

(9) 免疫力を高めるキノコ、筋肉を増やす赤身の肉

エノキ茸《だけ》、舞茸、エリンギ茸は、一二〇円～一五〇円程度で買える安い食材である。キノコは、免疫力を高めてくれる薬として考えてみて欲しいのです。
「料理一品」で豊富な栄養が取れる料理方法がある。

〈キノコと牛肉の赤身炒め〉

○キノコと牛肉赤身を炒める。
○フライパンを火からはずす前にピーマンか長ネギを三〇秒一緒に炒める。塩コショウだけでも良い。
免疫力の強いキノコ。

筋肉を増やす赤身の肉。

ピーマンなど青野菜でカルシウムを、長ネギで粘膜保護を。

こうした体にいい炒めものを食べて欲しい。

もし、手術など必要とする病気になっても、普段バランスの良い食事を摂っている方達は、手術後の経過が良いことが多い。

食事の片寄りがある方は、手術後、免疫力がなく、傷口《きずぐち》が化膿したりして、手術後の経過が悪く、退院が長びく原因になったりする。

⑽ 食事は命をつなぐ大切な薬

新しい命、畑の物（ナス、ピーマン、ニンジン）、海の物（ワカメ、コンブ、ヒジキ）、山の物（キノコ）を想像しながら毎日新しい命を頂くようにしよう。

人が想像（イメージ）して頂く時は、ありがたいと思って、ゆっくりよく噛んで食べる。消化作用が強く、栄養として体に吸収されやすくなる。新しい体作りになる。

その反対に、何も考えないで早喰いする。唾液が出る前にお茶漬で流しこむ。そうすると食べた物が消化不良を起こす。

バランスの悪い食事、片寄りがある食事をしていると、栄養を吸収してくれる腸の粘膜がよく働かない。

健康であるならば、腸の粘膜は、一日に一回の速度で剥《は》がれ落ち、便になっていく。そして新しく腸の粘膜が上へあがってくる仕組みになっている。

高齢者さんが、早喰いして、バランスの悪い食事をすると、腸の粘膜で、栄養の吸収ができなくなる。

一日に一回、剥がれ落ちる粘膜も速度をおとしてしまう。

便秘が始まっていく。

二カ月、三カ月で骨と皮になる瘦《や》せ方は、早喰いと食事の片寄りで、栄養の吸収ができていないことがある。

瘦せると免疫力が落ちてしまう。

風邪を引きやすくなる。

風邪で体力が落ち、肺炎を引き起こしてしまう。時として、命を落とすこともある。

食事は、命をつなぐ大切な薬に匹敵《ひってき》する。

毎食、新しい命を頂くことが、「ありがたい」と思って食べる。ゆっくり噛む動作になる秘決である。

2章
「面倒臭い！」と思わず、何でもドンドンやろう！

(11) 物ごとが「面倒臭い！」と思った時から「老人になる」

食事中の事故の原因は、早喰いにある。
慌《あわ》てて、雑煮《ぞうに》を頂くから、「お餅や具材」が喉《のど》につまるのである。
ゆっくり食べると、物が喉につまりそうな時は、吐き出す動作ができる。
この二つを見て分かるように、食事は、ゆっくり噛んで唾液《だえき》を出すことが大切である。
分かっていても、高齢者さんになると、なかなか守って下さらない。
なぜ、守って下さらないのだろうか。
それは、高齢者さんになると、「面倒臭さ」が先に立つ。
人が言っていることを守るどころか、「うるさい‼」と思ってしまう。
物事が「面倒臭い」と思った時から、高齢者さんが「老人」になる時である。

●カップ麺《めん》にお湯を注ぐ動作の時、握力が弱くなっていることに気づいていない。面倒臭いと思うことが、「二つ以上」出てきたら、手首、足が上がっていない関節になっている。

その結果カップ麺で、大ヤケドをすることがしばしば起こる。

●階段を三つ昇る家の中。

階段を二つ下がる家の中での転倒で、骨折してしまうことが起こる。

●部屋のカーペット一センチにつまずくことが多くなる。

足首の力が弱くなっている。足を支える筋肉が弱くなっている。それが転倒につながっている。

⑿「面倒臭い！」が二つ以上出た時から「病気になる原因」が待っている

部屋の掃除、布団のたたみ方、ベッドのシーツ直し、生活上で二つ以上「面倒臭い」と思った時から、病気が始まっていく。

部屋の掃除をしたくない人が、風呂掃除を丁寧《ていねい》にはしないと思う。

風呂場は、病気の元になるバイ菌の繁殖地帯。カビが生《は》える。生えたカビは「菌の胞子《ほうし》」をばらまく。

体を洗っている間に、菌の胞子を吸うことで、肺炎を引き起こす原因になる。

風呂場のカビは肺炎を引き起こす原因となる

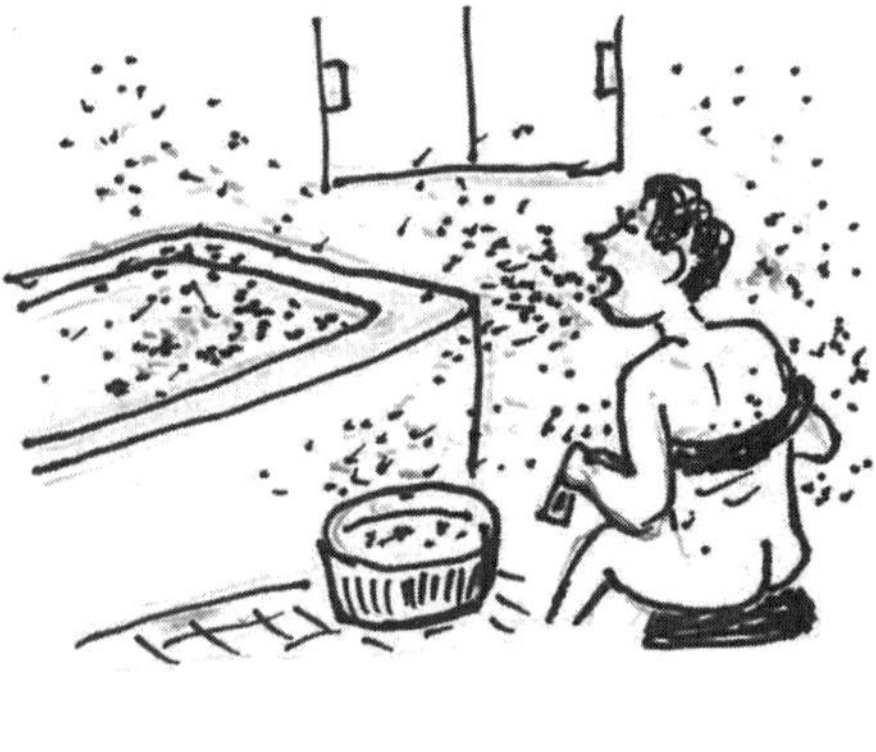

カビの生えた風呂場の戸を開けて、パジャマに着替えている。
胞子が水回りの台所に辿《たど》りつく。部屋の隅に辿りつく。トイレにも辿りつく。
普通に暮らす生活の中で、カビ胞子菌を吸って暮らすことになる。
免疫力が低下した、疲れた時に、風邪症状が出る。
免疫力低下により、肺炎を引き起こして亡くなるリスクが高くなる。

「面倒臭い」と思うことは、病気を重症化させる。
風呂に入って、出る時は、毎日カビ対策スプレーを、気になる所にする習慣をつけよう。

カビはクローゼットの中にも繁殖する。
天気の良い晴れた日は、窓を明けて、風通しを良くしよう。
カビは乾燥《かんそう》した所には繁殖しない。

⒀「面倒臭い」と思うことに立ち向かう体勢が趣味となる

僕は男だから、家の片づけや掃除は大嫌いで、汚い所は急ぎ足で立ち去る日々であった。

犬のレナちゃんが一五年前に来た。

レナちゃんが散らかしっパナシ。僕も散らかしっパナシ。

忙しい僕にとって掃除をする一時間は苦痛であった。

プロの人にやってもらう掃除を見ていて、自分もやってみようと思った。


整理整頓された部屋が散らかると、すごく気になる。

すぐ片づける習慣になった。掃除にハマって、新しい掃除機を買った。

吸引力が強く、散らばっているレナのおもちゃまで吸いこんでしまった。

それを取り出すのに大変な思いをした。汗だくで、掃除機と戦った。

掃除をする前は、面倒臭がっては、机の上に散らばっているものは、全て放置していた。


そこで、制限時間を決めることにした。

掃除機をかける場所は「三分〜四分」です。

嫌なことをする時は、頭を使って「五分〜六分」夢中で行う。

掃除する時は「五分間」の制限時間を決めると、「前頭葉と頭頂葉」が同時に使われる。


ダラダラ掃除をすると、電話がかかって来たりする。

配達のブザーが鳴る時もある。

掃除機は、投げっパナシで、前頭葉と頭頂葉は使わないまま。掃除もしないままになる。

ダラダラする掃除と台所仕事は、ケガの元になるので、しない方がよい。

⒁ 頭を使う掃除が認知症を予防する

七〇歳台の方は、掃除「五分間」の制限時間を目指す。

朝と夕方、二回か三回で十分である。

八〇歳台の方は、「七分間」を目指そう。

九〇歳台の方は、掃除機を引っぱるのは止《や》めて、ハタキと雑巾がけを「八分間か十分間」しよう。

一〇〇歳台の方は、ハタキとホウキを持ち玄関先の「八分間掃除」を目指そう。


毎日の習慣にするためには、目安時間を短かくすることである。

「五分間」で何ができるか挑戦する楽しみを身につける。

散らかしっパナシの人が、キレイ好きに変身できるように頭をどんどん使う。

買物に行く時は、必要なものを書いておく。

そして「今日は、これは節約だ‼」とアンダーラインを引くことで買物時間と経費節約ができる。

必要なことは、ダラダラとメモを記入するのではない。

「三分間の制限時間」を書くこと。

●今日と明日と明後日は、これでいける。

●前後の予想をして、メモをとることで脳の前頭葉と頭頂葉とが使われる。

認知症をのがれる予防ができる。

「五分間」、「七分間」の毎日の掃除をする習慣が楽しみに変わる。きれいな部屋で過ごすことで、老人性うつ病になりにくくなる。

そして、毎日、頭を使う掃除が認知症を予防する。

こんな話をする理由は、世の中から嫌がられない存在でいて欲しいと思うからである。

一〇五歳を目標に「トイレへ独りで行ける」「食事を独りで食べられる」「風呂に独りで入れる」「独りで歩ける」「他人と話ができる」を目指せば、プライバシーを守ることができることを忘れないで頂きたい。

⒂ 面倒臭いこと、嫌なことを「五分間〜七分間」の制限時間内に済ます

七〇歳台から特に面倒臭いと思うことが増えてくる。

面倒臭いことを、「五分間〜七分間」の制限時間内に済ませる。そのことで脳の働きが良くなる。

毎日、嫌いなことをあえて、制限時間でする。

やり終えた時、気分がスッキリする。これが老人性うつ病、認知症の予防になる。

例えば、二枚のパンツは、桶《おけ》に水を入れて、粉石けんで「二分間」で汚れの激しい所を洗う。

しかし、持病で薬を飲んでいると、尿（小便）のついた所は、薄いシミができる。粉石けんでは落ちない。

手を止めてシミのついた所にカビスプレーをふりかける。

三〇秒待ってすすぐと白くなる。（綿の素材でないと色が落ちる）。

⒃　気分を老けさせるシミは、これできれいに取れる

二、三枚のパンツは、桶《おけ》で洗う。
指先を使って洗い、「二分間」、待つこと三〇秒、「二分半」ですすぎ洗いをする。

脳が刺激されて、次の行動が思いつく。

毎日の「五分間～七分間」を面倒臭い掃除や洗たくに費やすことで、奇麗な

パンツをはけるのである。そして、若い気分になれる。
面倒臭い洗濯を機械に頼ると、いつもシミがついている。
「襟《えり》ぐり」「パンツ」のシミは落ちない。
「ワァ〜、嫌だなぁ〜」
下着、シャツの襟《えり》ぐり、パンツのシミが、
気分を老《ふ》けさせる。

洗濯だけではない。
茶碗についたシミ。
コーヒーカップのシミ
もきれいに落としてしまおう。

洗い桶に水を入れないで、
茶碗、カップのシミの所にキッチンハイターをスプレーするか、またはカビスプレーを吹き掛けて、「五分」放置。

食器は洗い桶に入れないと、薬品が外に流れ落ちてしまう。

「五分間」で、玄関の掃除をするか、風呂を掃除するかして、その後「五分間」たってから、洗い桶に水をはって、よくよく洗い流して欲しい。奇麗な茶碗で食事ができるようになる。

自分の性格は面倒臭がりで、ダラシないが、奇麗にすることが趣味になっていくと、人から好かれるようになる。

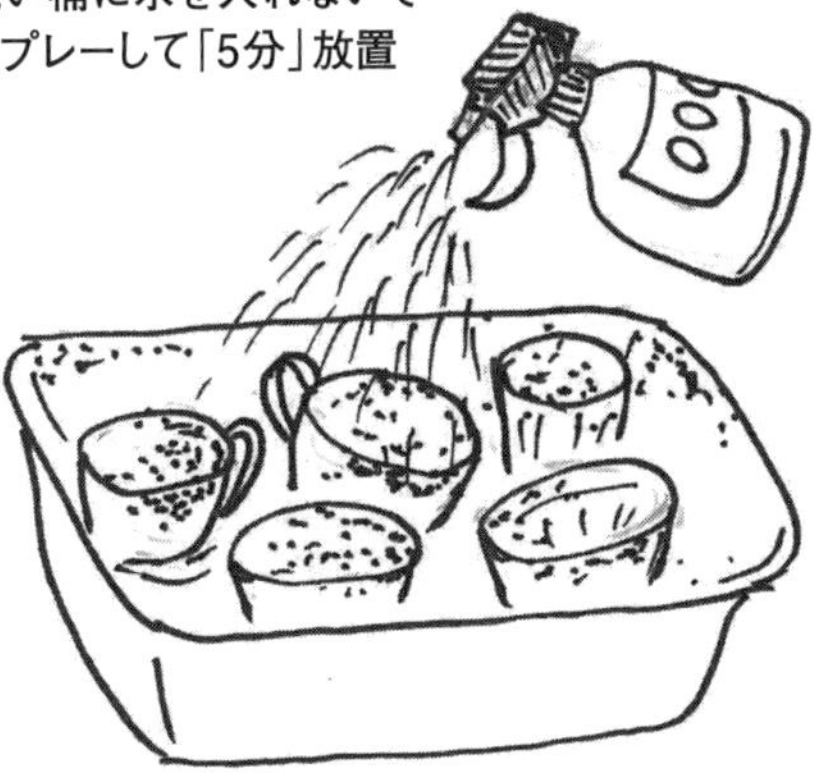
洗い桶に水を入れないで
スプレーして「5分」放置

⒄ 洗たく、掃除で運動量が増える

こんな趣味ができてくる。

例えば、運動をする。「七〇歳→九五歳までの方」は「二五分間散歩」を毎日すると想定しよう。

●実は、「五分間」で、パンツ、Tシャツなどを一枚ずつ手で洗って干《ほ》す。

●もみ洗いする指先が脳の刺激となることで、次の動作が決まる。

●洗いながら流し台の前に立っている。

●足をふんばっている。

●そして、干《ほ》しに外に出る。

●夕方、取りこむ。

●その他として、風呂場「五分」、玄関「五分」の掃除を始めた。

これらの行動で日常生活の中で「二五分間散歩」をするよりも、歩く運動量が増えている。

体が少しずつシャキッとする。

⑱ 三週間続けると、満足感が深い眠りを作り出す

一週間で効果は分からないが、三週間続けると、夜ぐっすり眠れるようになっていく。

健康で長生きするには、毎晩ぐっすり眠ることが必要。

ぐっすり眠ることができる方は脳からセロトニンが分泌される。

●分泌されたセロトニンは、血液を通して弱った細胞に運ばれる。そこで細胞修復をしてくれている。

●老化によって、様々な病気と戦う準備もしてくれる。
眠る前に、「今日はよく頑張って働いた」という満足感が深い睡眠を作り出す。

⒆「五分間」「七分間」の習慣をつけよう

「五分間、そして七分間の制限内で何ができるのか？」を考えてみる。そういう毎日の習慣をつけよう。

朝起きて、
●野菜ジュース作り。
●持病のくすりを飲む。
「五分間」のあいだで、次に何をすべきか考える。
眼《め》がしっかり覚めていない。
ゴミを出して来ようなどと、行動を考えて、眼を覚まそう。

朝起きて「一〇分間」で、もう働いてきた。

その調子で、自分が「面倒臭い」と思っていることをまず、「五分間」だけしてしまう。

一日一回使わなくなった「タオル、紙袋、靴下」を見つけてゴミ袋に入れる作業をしよう。

昨日集めた使わない物と一緒に、明日のゴミに出す。

実は、朝五分間→一〇分間→一五分間、頭を室内で働かせてから、運動の散歩に出ることで、足がしっかり上がり、つまずくことが少なくなる。

⒇　散歩する時は足に意識して歩こう

散歩！　足に注目して五分間考えよう。

●普通に歩くと足に力が入っていない。
●一歩足を出す前に、意識して一秒引っぱることをしてみよう。
●後ろ側に引っぱる動作を加える。
足は、ゴムと同じで、前に向かって伸びる。
●歩幅が広くなり、片側の足が支えようとしてしっかりしてくる。
●散歩中に少し止まって、後側に引っぱった足は、ゴムの役をして、前に勢いよく出る所まで引っぱってくれる。
運動を頭に入れて歩く。運動を四〜五回やってみる。

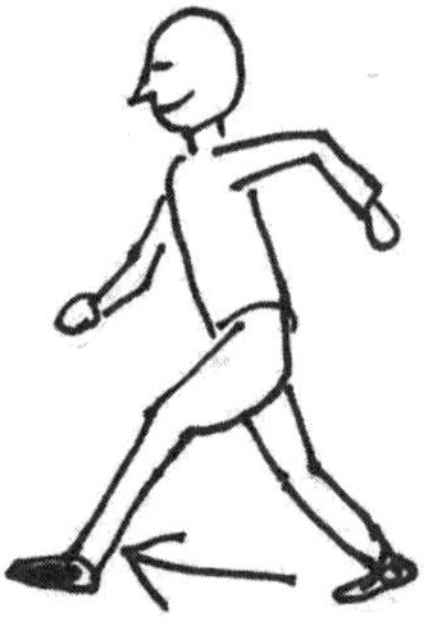

足は前に向かって伸びる
歩幅が広くなり、しっかり歩ける

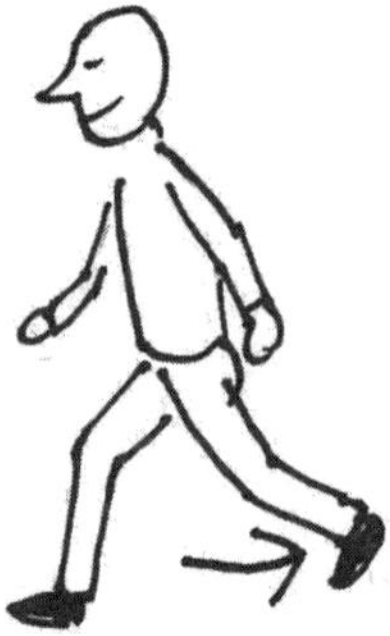

後ろに引っぱる動作を
加える

●動作が理解できてから、歩く時に、後側に片足を少し引っぱってみよう。

●散歩中に、若い歩き方に変わっていく。

朝起きてから、「考えること」と「動作」を連動させる。

頭の中で、想像（イメージ）した運動のやり方をおすすめする。

想像できる間は、認知症になっていない。

歩く時、何も考えないで散歩すると足が前にしっかり上がっていない老人の歩き方になる。

しかし、考えて、後に引いた足を、こん

横糸→五分間、考えてみる
縦糸→五分間、動いてみる

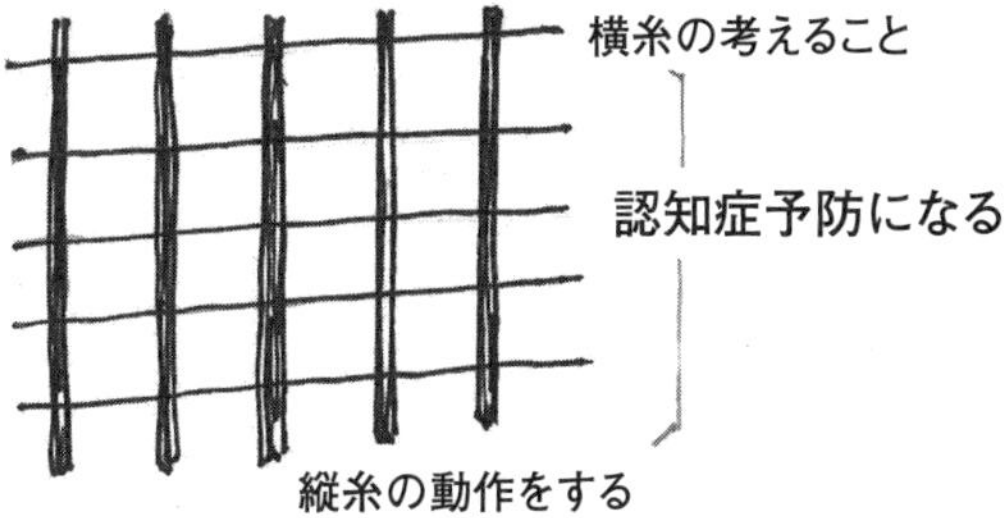

どはしっかり伸ばす。
伸ばした足は、バネのように、歩幅を広く前に出してくれる。
支える力が出る。
しっかり引くことで、バネのように前に行く。

※一日、数回だけでも意識して歩く。
筋肉が両足に二カ月、三カ月でついてくれる。

⒇ ちょっとの工夫で楽しくなる、筋肉強化食の作り方

散歩に出かける前に筋肉強化を考えよう。

〈ちくわ〉
大根を千切りにする。

ちくわの穴に自分の歯に合う、長い千切り大根をつめる。

〈さつまあげ〉
二枚に切って間にピーマンの千切りをハンバーガー式にはさんで食べる。

●ちくわ、さつまあげは筋肉をつける食材。大根またはかいわれ大根をちくわの穴につめこむと、消化作用を助けてくれる。
●さつまあげの間に、なまピーマンの千切りをはさむことで、さつまあげの油とピーマンが作用して、カルシウム不足を助けてくれる。

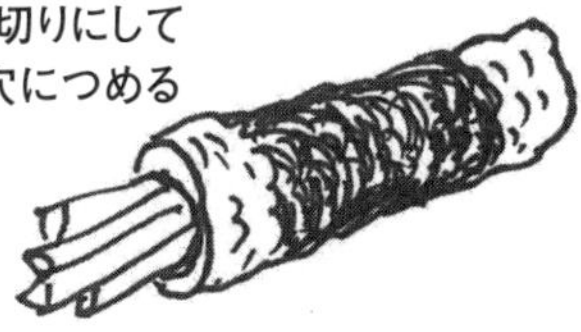
大根を千切りにして
ちくわの穴につめる

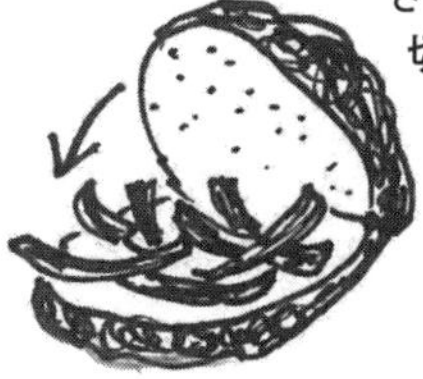
さつまあげを半分に
切って間にピーマンの
千切りをはさむ

好きな場所に座って、景色を見ながら、太陽を浴びて、ちくわやさつまあげサンドウィッチを食べる。外で食べると飽きることなく、食べられる。独り暮らしの方が、淋しくならない散歩方法である。

鶏肉のササミも高タンパク質で、筋肉強化には良いが、毎日食卓で食べると飽きてくる。それと高齢者さんになると、出かける前は、「焼く、煮る」の火を使ってほしくない。

この二つだと火災の心配をしないで出かけられる。

火を使わず、手間がかからない。

消し忘れのないものが良い。

ちくわの穴に、毎日違う野菜を入れるなど、自分の口に合う味を探してみたらいかがでしょう。

七〇歳台から八〇歳台に努力した筋肉作りは、九〇歳台になっても、しっかり歩けることにつながる。

かつては一〇五歳は夢の夢であったが、今では一〇〇歳超えの方は珍しくなくなっている。

七〇歳台から八〇歳台の方が一〇五歳を目指すには、自分自身に合った「食事と運動」をすることが良い。深い睡眠が取れていく。

深い睡眠こそが健康の秘決である。

3章

「今日、どう生きるか」を考え、ワクワク過ごそう！

㉒　独りで闇のトンネルを掘り続けることはやめよう

目安として高齢者さんを七〇歳〜一〇五歳としよう。

朝だけでなく、昼、夜、突然体調変化が出る。

一度目は歯が痛い。長年、世話になった歯を一本抜くことになった。

次に、足か腰の関節が痛い。「痛くて、痛くて歩けない！」

その時、自分と死とを直接結びつけてしまう。

もう、あと何年生きていられるのだろう？

誰もが二回目に、「足、腰、腹痛」に襲われた時、「もうすぐ私は死んでしまうのだろうか」と想像してしまう。

悪い想像を次から次へと続ける。

独りで、闇《やみ》のトンネルを掘り続ける。

精神的に落ちこんで、「老人性うつ病」になることをしてしまう。

高齢者さんのメンタルケアー「精神の立て直し」は、難しい。

周りの家族や友達に、闇《やみ》のトンネルを独り掘っていることを話さない。どうせ、友達や家族は、慰めるだけで、本当の私の気持ちなど分かってくれないと思ってしまう。こんな難しさ、頑固さがある。


二つ痛い所が出る。

「もうあと何年生きられるか？」と思った時、すぐ医師の診断を受けよう。

診断を受けることで、新たな生き方ができるようになる。


実は、高齢者さんが闇のトンネルに、二日、三日、四日……入ってしまうと、夜の睡眠が上手に取れなくなる。

「もうすぐ死んでしまうのでは？」と悩むことで、頭が一杯一杯になっている。

それが睡眠妨害を引き起こす。

人の命を守っている自律神経の乱れが、三日目、四日目に出てくる。

すると、今まで「足と腰」二カ所であった痛みは、さらに、「肩と腕、そして膝」それらの関節などに重だるい痛みを出して来る。

不眠症から関節の痛みが出やすくなる。

その理由は、毎日毎日、長年に渡って使ってきた手、足を支える関節が弱くなっていると共に軟骨がすりへり、関節が痛くなる。

本来寝ている間に、脳からセロトニンが排出されて、血液を通して体の弱くなっている所を修復してくれる。

しかし、そのセロトニンが不眠のために排出されない。

そこで、弱った所が痛みとして出てくるということになる。


元を正せば、不眠になるまで、闇のトンネルを掘り続け、悩んで眠れなくしたのは、自分自身の考えにある‼　と素直に認めることである。

高齢者さんは、頑固になりがちだから、自分から痛い所を増やしてしまう方が多いとも言える。

(23) 自分の体の中には病気を治す力が存在している

●睡眠時間を規則正しくしよう。

二三時に眠りに入る。

朝三時頃まで、深い睡眠になる心がけが大切。

この五時間を、深い睡眠にもっていくことで、多くの病気も改善される。

なぜなら体を治す再生細胞（細胞を修復する力のある細胞）を作る分泌ホルモンのセロトニンが脳から排出されるのが、二三時から三時。

高齢者さんも若い世代の方も、同じように自分の体に病気を治す力が存在しているのである。

そのためにも、食事のバランスと共に睡眠時間のバランスが最も重要な役割を果たしているのだ。

(24) 明日明後日までにやりとげる目的こそが希望に繋がる

高齢者さんのメンタルケアーを重要視しよう。

精神的に、闇《やみ》の中に入ることで、明日、明後日の時間に希望が全くなくなってしまう。

遠くの夢や希望より、「今日、どう生きるか??」を考えよう。

明日、明後日までに、やりとげる目的こそが、先の希望に繋《つな》がっていく。


明日、困らないように、今日、買物に行く。それが済んだら、散歩に行って、草花をつんで来る。

ガラスのコップに、名も知らない草花を三本生《い》ける。

静まりかえっていた部屋に、生き生きした花がやってきた。

部屋が呼吸を始める。

部屋が華やいで、食事も美味しく頂ける。

「明日は日曜だから掃除をしたくない」

「今日やってしまおう！」

声を出して、心の思いを、部屋で言ってしまう。

声を伝わり、ストレスが知らず知らず出ていく。

掃除は、風呂、玄関、寝室など、一カ所につき「五分以内」の制限時間を守って行おう。


制限時間を「五分」に決めることで、脳が活発に働き出す。次にすることを早くしようと思う。

高齢者さんのそれまでのゆっくりした形から、敏速な形に動きが変わる。

「時間は、いっぱいある。ゆっくりやろう」と思うと、脳は活発には働かない。

掃除がいやになってしまい、やめてしまう。

ところが、「五分間」の制限時間は掃除が嫌にならないためにある制限時間である。
嫌なことに対しては「三分」とか「五分」とかの制限時間を決めて実行しよう。
夜、日記を書く。今日のおかずメニューでよい。
「五分以内」と決めると、続けられる。

今日を生きるために、明日の準備を考えて、今日を頑張ると、疲れて、ぐっすり眠ることができる。
人にとって、遠くの夢より、今日、明日、明後日の予定がしっかり出来ることが、病気にならない精神的ケアーにもなる。

㉕ 目を開けて、見る世界を変えてみよう

今日の体が維持できれば、きっと明日も良い朝を迎えられる。

高齢者さんになられたら、先々の心配をしないようにすることが重要である。「今日と明日、明後日」までの予定をしっかり決めるようにしよう。

先々の心配をする。しかし百万回心配しても解決には至らない。眠れずに空が明るくなってくる。

体の重ダルさがのしかかる。

朝から調子が悪い。

悩むことで深い睡眠がとれないと、次の朝すぐ調子の悪さが出てくる。そして血圧が急上昇する場合もあり、動悸《どうき》を出してくる。人によっては耳鳴りが激しくなる。

高齢者さんにとっての精神的なケアーは大きなウエイトをしめている。

誰だって、先々の経済不安はある。

お金持ちの方であっても、税金の支払い、相続税の心配など、それぞれに限りない心配はあると思う。

そこを、いかに悩まないようにするかが、大きな課題となっている。
お金の貯蓄の少ない人も、同じだけの悩みの重さがある。
人は皆、同じである。
人と自分とを比べることによって、悩みはさらに拡大化してしまう。
自分のかわりを他人がやってはくれない。
他人と自分とを比べることはやめよう。
目を開けて見る世界を変えてみよう。
目を開けて空を見ると青い空に白い筋雲《すじぐも》が出ている。
肌を撫《な》でる風が、少し涼しくもあり、冷たくもある。
もうすぐ秋が深まり、寒い冬になる。
「青、赤、黄、オレンジ色」の紅葉を見に行く。
そのことを想像する。

どこが良いかなあ～？　東京だとすぐ行かれるかもしれない。長野でも日光でも弁当持参して、日帰りで帰ってこれるかなあ〜、と想像するだけで、楽しくなる。
胸がワクワクしてくる。

㉖ 胸がワクワクすると脳から若くなるドーパミンが排出される

胸がワクワクすると、脳からドーパミンが排出され、血液を伝って、体中を流れる。
人が美しく若くなる脳内分泌ホルモン、ドーパミン。

若い娘さん。
若い青年。
ある日、若い二人が出逢った。
その日に、雨も降っていないのに、二人の上に雷《かみなり》が落ちる。恋に落ちるには、

理由などないのだろう‼

若い二人は、「恋に落ちたことを隠している」つもりであるが……。

突然、あの娘《こ》が奇麗になった。

岩のような青年が、なぜか男前になった。

「どうしたんだろう」と周りは思う。

恋に落ちた時、ドキドキ、ワクワクしたんだろう。

脳内分泌ホルモンのドーパミンやセロトニンの量が、日に日に増えて、二人は奇麗になる。

それと同じで、高齢者さんだって、楽しいことを想像すると、肌の艶《つや》が良くなり若さが戻ってくる。

ヤル気が出てくる。

若者達が恋に落ちて、奇麗になっていく効果と同様に……高齢者さんにとっても、子供のようにはしゃぐ気持ちは、痛んだ心と体を復活させる効果がある。

何歳になってもはしゃげる気持ちを持って頂きたい。

「今日の今の状態をそのまま閉じこめる」

その想像をして、一日、一日を楽しむ作戦をたてる。

七五歳、八五歳、九〇歳になっても、若々しさを保つことができる。

㉗ 美味しいものを食べることは若さを保つ秘訣

ある日、東京から車で二時間半ぐらいで長野オリンピック会場の所に行った。

山の頂上から一面に広がる「黄、赤、緑」の景色を目にした時に、この世の世界とは思えなかった。

目を閉じても、あの日の景色が頭に焼きついている。

山の中の一本道で、銀ギツネに出会った。

本当に銀ギツネはいると思った。夕暮れの山道を歩いていて、毛が風にゆれて、奇麗だった。絵本の中にいるようだった。子供のように心が弾む時、脳からドーパミンが排出されやすくなる。

紅葉で思い出した。

東京から朝七時台の飛行機で青森空港へ行った。

レンタカーを一日借りて、「奥入瀬渓谷《おいらせけいこく》」へ行った。

ブナの樹が真黄色で、別世界に連れて行ってくれた。

夕暮れの空港で、おみやげを買った。

いろりで燻《いぶ》ったたくわん（燻りがっこ）を買った。たくわん一本が一二〇〇円だった！　高いと思ったが、一二〇〇円以上の味に感動した。

こんなに長く生きさせてもらっているのに、知らない美味しい味と初対面‼

「日本にこんなに美味しいものがあるんだなあ〜」と思った。

秋田米と燻《いぶ》りがっこで朝食ができるなんて羨《うらや》ましい。

我々の知らない景色と、知らない味は、日本中に隠れていると思った。美味しいものを食べることも、気持ちを和《なご》ませ、若さを保つ秘訣である。

⑱ 誰にでもある四季の思い出を忘れない

日本には四季がある。

その中にある「お正月、ひな祭り、お盆、お月見」季節の伝統的なごちそうにふれることができる。

子供の頃、若き日々、思い出が次々に甦《よみが》える。

その時、脳に良い刺激が始まる。

活性化した脳は、認知症の予防に役立つ。


その仕組みとなる四季折り折りの思い出を楽しむことは、味覚と共に聴覚に響くとさらに良い。昔歌った童謡からも脳の奥にしまった記憶を取り出すことができる。

忘れかかっていた「父母や祖父母や同級生の顔が浮かぶ、昔の友達は元気にしているだろうか？」と思う気持ちは昔のなつかしい思い出を引き出してくれる。体にとって良いことである。良い分泌ホルモン排出効果がある。

今を楽しむことは、誰にでもある四季の思い出を忘れないことである。

㉙ 脳細胞が死なないように脳を使おう

高齢者さんは気持ちが高ぶる、ワクワク感が少なくなることで、体の血液循環が悪くなる。そんな時、心は退屈感を出してしまう。

心と体を合わせてみると、ダルさ、面倒臭い感情でヤル気がなくなっていく。ただ見るでもなく、テレビや新聞を広げているだけ、気持ちは遠くをさまよう。使われていない脳は、ひとつ、またひとつ細胞が死んでしまう。

脳細胞

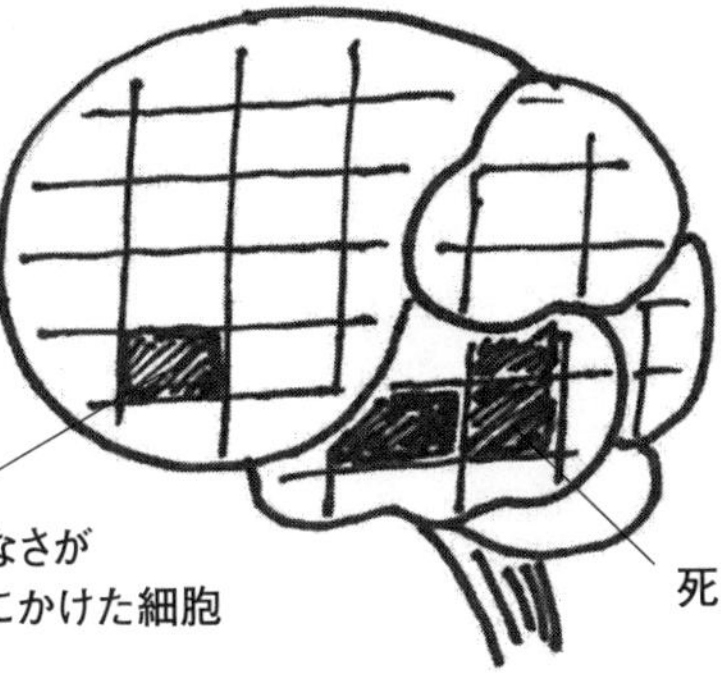

例えてみよう。

ヤル気を失った高齢者さんの脳の中で、多くの細胞が集まった所の記憶は、なくなっていく。

黒い面積が増えていく。それが認知症の始まり。

本格的な認知症が始まる前に起こることがある。

まだら認知症。黒い細胞が若い頃の記憶の所に表れると、そこの記憶は消える。

他の場所の細胞は消えていない。

そこで、「つじつまの合わない話」が出来

上がる。

「まだらボケ」の出来上がりである。

使わないと脳の細胞は死んでしまうことを考え、常に脳を働かせよう。

㉚ 日々の楽しみをこうして作る

ドキドキ、ワクワクの精神的な高ぶりを失うと、急降下で老《ふ》けることになる。

ドキドキ感を失うと、夢に向かって青空を飛んでいた心の飛行機は、急降下で地面に向かう。

ドキドキ、ワクワク感を失うと、墜落《ついらく》寸前だ!!

高齢者さんの日々の楽しみをいかにして作っていくかが大きな課題である。

★一〇一歳で物を作って売っている男性

一〇一歳になられる男性が物を作って売っている。その姿がテレビで流れた。

「売れるのかなあ〜」と思うドキドキが、心を生き生きとさせ若くしている。

それを見て、今日、明日、明後日の目的があることが重要だとつくづく思った。

★八六歳で一本一万円のうなぎを取る川漁師さん

二〇二二年の暑い八月、八六歳の男性が児童学習として、子供達七人〜八人を連れて、浅瀬の川で「うなぎ」取りを体験させていた。

八六歳の男性が膝《ひざ》の上まで水に浸《つか》る所に罠《わな》を仕掛けている様子を、子供達が、陸の川岸で真剣に見ていた。

うなぎの罠は、竹で作った筒だった。

筒の中に餌《えさ》を入れてある。

うなぎが筒の中に一度入ると出てこられない仕組みになっている。


午後六時頃（少し明るいうち）仕掛ける。次の日に罠を見に行く。テレビで見たのだが、天然うなぎは太い。八六歳の男性は、細いうなぎは川に投げ返していた。太いうなぎを日本料理屋の割烹《かっぽう》に売りに行った。

一本が一万円超えの川漁師さんだった。

インタビューで、「朝起きて仕掛けを見に行く時のワクワク、ドキドキが毎日あってたまらない」と答えていた。

それは、そうだろう！　八六歳で水の抵抗のある所を「ザブザブ」歩く。足、腰の強さを見た。

五〇歳超えの速さで歩いていた。

朝起きて、目的があるということは、「五〇歳台、六〇歳台で加齢が止まるのだ」と思った。

★洋服のリフォームを楽しむ、編み物を楽しむ

若い頃の洋服をリフォームして楽しむ。

女性なら編み物を楽しむのも良いかも。

できるだけ「ピンクやオレンジ色や緑色」の編み物をおすすめしたい。

二〇分～三〇分編む間の時間で、目に入る明るい色が脳内分泌物のドーパミン（気持ちが高ぶる）を分泌する効果がある。

どんな洋服にしようか？ ドキドキ、ワクワクする。前頭葉の想像力をかきたてる。

編む動作が、指先から脳を良い方へと刺激する効果がある。


編み物は、飽きない仕掛けをしよう。

五cmから七cmの形の「モチーフ」を沢山編む。

一日に二個から三個で止めよう。

最後に正方形で好きなデザインにしよう。

モチーフをつなぎ合わせる。

カギ針で長編みをする。

ポケットもあった方が便利。

全部編むのが大変だったら、モチーフと同じサイズの古着を使って組みたてるのも良い。

★スウェーデンでは男性が編み物をしている

スウェーデンの老人ホームでは、男性が編みものをしている。

手の平で、クルミをグルグル回している人もいる。

指先と脳は、直接つながっている。

脳の老化を防ぐ認知症予防をしている。

日本でも、男性が編みものをすると良い。

デパートの手芸コーナーへ行くと「編みもの、刺しゅう、もめん染め」を教えている。

デパートで自分に合った糸や針を買う。分からない時は、次の糸がなくなる頃に行って、分からない所を聞く。

孫みたいに歳の差がある先生に教えて頂くと、なぜか素直な気分になれる。賢《かしこ》くなった気分で、胸の高ぶりがある。

帰ったら続きをやりたくて、ワクワクしてくる。

そんな時に、人は、若返りホルモンが出ているのである。

帰り道に、上達したら、玄関先に奇麗なテーブルクロスを広げて売っても良いかも？　と夢を描く。そんな想像も若返りホルモンの分泌が行われている。

高齢者さんが老人にならなくて済む心の健康法がある。

それは、独りでも毎日楽しく、忙しくすることである。

考えてもどうすることもできないことに思い悩むのはやめよう。

忙しく楽しくしていることが、老人性うつ病にならない対策になる。

⑶1 飽きることなくできる「仕事と趣味」は早いうちに作ると良い

五〇歳から六〇歳の一〇年間で、飽きることなく、できる「仕事と趣味」を、さらに「趣味を仕事」にする世界をコツコツ作って欲しい。


その理由は、老人になるか、老人にならないですむか?? の別れ道である。

別に自分の体力に自信があるのなら、六〇歳〜七〇歳からでも遅くはないが、できれば五〇歳〜六〇歳に決めた方が良い。

なぜなら、「老い」というのは、ある日突然やってくる。

昨日までは足が動いて、散歩で走れていたのに!

今日は、急に足が上がらない。

突然やって来る「老い」は、人の心を非常に不安にさせる黒いカーテンを引くのである。

五〇歳から六〇歳で始めた将来の夢作りは「土曜日、日曜日が楽しみな生活」に変わる。

五〇歳から六〇歳は、まだまだ若さを保つホルモン分泌が盛んである。最大の利点を生かした人生の切り変えをする。理由はそれだけではない！

物作りを教えてもらうことに対して、記憶力がしっかりしている。

考える力が強い時は、指先も器用に動いてくれる。

●習うことに対して、上達度が早い利点がある。

●習うことがどんどん上達すると、先々の自信がついてくる。地《ち》に足が着き、夢が現実化していく様子がわかる。

●自然に夢中で頑張っている。

夢中で、物作りに取り組むと、脳全体が活発化していく。

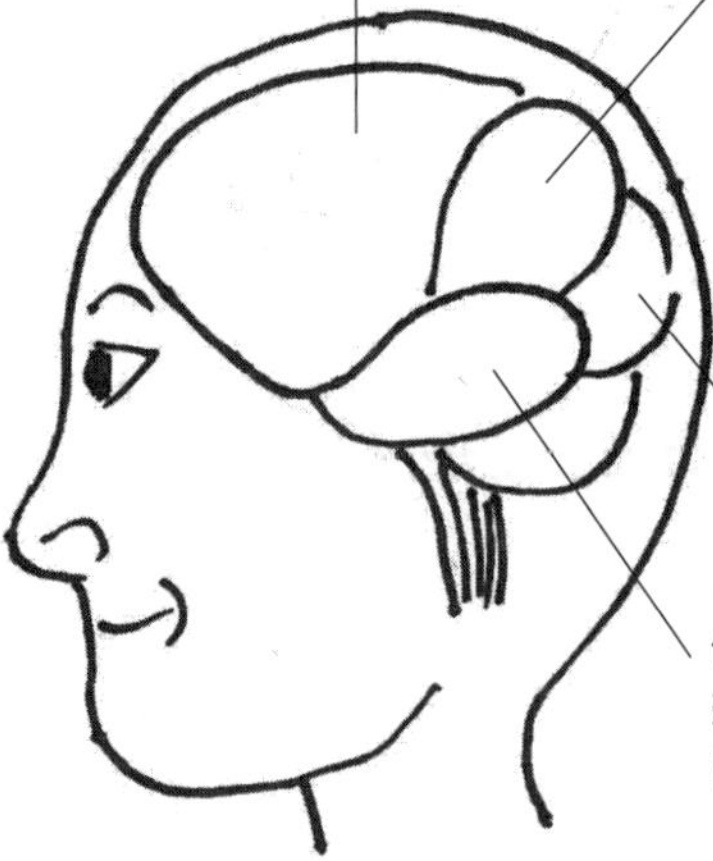
前頭葉で想像する
頭頂葉で
これで良いのか
考える
後頭葉で
先々のバランス
を考える
側頭葉で昔の
経験の記憶を
引き出す。

頭脳の四つの部屋を活動させる夢中になれる時、「体に良い分泌ホルモンが、脳から盛んに排出される」すると、血液に流れ出したホルモンが、胸をときめかす、いわゆる「ゾーン」に入る。

体が軽く、浮いた感じを体験できて、これからは、どんな難しいことでも、乗り越えられる自信が根づく瞬間がある。

⑶2 夢中になるとゾーンに入る

「ゾーン」に入るということは他にもある。

サッカーでボールを蹴る。

蹴った瞬間、これは入ると確信する。

その瞬間、一秒後のことが分かる「ゾーン」に入ると、体が軽くなり、浮いた気持ちに変化する。

野球選手でも同じことが起こる。

日々の練習を積み重ねると、バッターボックスに立った瞬間、「今日はどんな球種でも打てる‼」と確信する時がある。

一度ゾーンに入る体験をした人達は、その感触が忘れられなくなる。

自分に備えついた脳をもっと愛して欲しい。

人と自分とを比べなければ、自分の努力で脳はフル活動してくれる。自分の唯一の味方は、自分に備えつけられた脳だと思う。

僕は、頭の良い人間の部類には属さない。

しかし、努力をして諦《あきら》めない性格が僕を支えてくれている。僕なりの大切な脳だと思う。

そんなふうに思えたのは、芝犬のレナのおかげだ。

彼女は犬なのに、人間の言葉が分かる。

「すごいなあ～」と思った日から、努力してみようと思った。

もしも僕が犬だったら、人間社会に、彼女（レナ）みたいに、馴染めるだろうか？　など考えた。

せっかく！　人間社会に生まれたのだから、もっと辛抱《しんぼう》する性格を作り上げないと、申し分けない。

人と自分とを比較した学生時代、あまりにも情けない自分を見た。

だが、自分の頭脳を頼りに時間はかかったが、「これでいいのだ‼」と思える「ゾーン」の体験ができた。

誰でも好きな分野を夢中にやることによって、ある日、胸がドキドキするゾーン体験ができる。

高齢者さんになられると、多くの体験をしてこられている。

そこで、人に勧められる趣味に対して、「頭で考えて面倒だ」と思って、やらないで諦める方が多いと思う。

やる前に答えを出して、行動しないケースが見受けられる。

それでは、明日も明後日も変わらない退屈な日々になってしまう。退屈は、筋肉低下させる第一歩になってしまう。

歩けない身体にならないように、とにかく何でもやってみることだ。

⑶ 無理しなくとも徐々に良くなる再生能力を信じてみよう

命ある限り、無理しなくても徐々に良くなる再生能力を信じよう‼

自分が以前上手だったことを、もう一度始めてみる。

その勇気が再生能力を復活させる。

例えば、絵を描くことを始めた。

絵の基本は、何も考えないで、目の前にある花や景色を白の画用紙に、そのまま素直に、持って来ることから始めてはいかが。

人は、欲がつっぱっている。

描く前から、せっかく描くのだから、「上手に描かなければ」と思ったり、または「失敗したら大変だ‼」と思う気持ちが、先に立ってしまう。

すると指先は、緊張感で自由に動かなくなる。
描く前に失敗するような、行動をとる方がいるかもしれない。

絵は、理屈ではなく、素直に描きたい物を画用紙の上に乗せてみる。
思ったよりも上手に乗せられた景色に感動!!

自画自賛《じがじさん》、自分で上手とうぬぼれる、その気持こそが、眠っていた感情と細胞とを、ゆり動かす力となり、再生能力がアップする元になる。

命ある限り、眠っている力が自分の体の中には潜《ひそ》み続けている。
だから、明日があると知って欲しい。

(34) 楽しいことをして退屈な時間を減らそう

絵でなくても
習字!!
料理!!
大工仕事も良い！
子供の頃に得意だったことを、始めてみて欲しい。

高齢者さんの退屈な時間を減らそう。退屈時間が多くなることで、先々の悩みを作り出してしまい、不眠になる。そこに、待ち受けるのが、自分を老《ふ》けさせる心の病である。老人性うつ病に始まり、関節の痛みが、身体全体の痛みに広がる。

退屈時間は、ビールを飲んだりして、肝臓と腎臓に負担をかけてしまう。

体が重く、ダルい感じを出す。

肩が重い。

腰が重ダルい。

膝が痛い。

ふくらはぎがピクピクする。


こむら返りのけいれんは、次の日も痛みが残る。

血液循環が悪くなっている。

ふくらはぎに出ることが多い。

こむら返りを起こすのは、肝臓、腎臓だけでなく、心臓が少し疲れているサインでもある。

そんなことにならないように、勇気を出して楽しいことを始めてほしい。

そして退屈な時間をなくしてほしい。

4章

もっとスタスタ歩ける体をつくる

㉟　杖なしで歩ける体をつくる

高齢になると、誰でも脳の機能がだんだんと衰《おとろ》えていく。
体を引っぱっていく機能の低下が早まる。
体のダルさが出るために、家から外出しない生活になる。
そこで筋肉低下が追い打ちをかける。

杖《つえ》を使って歩くことが、やっとという高齢者さん。
両輪に車がついた椅子式杖《つえ》を使っている高齢者さん。
今は、体の動き四〇％の稼働率で散歩しても、動きは少ないかもしれない。

そこで朝、目が覚めると同時に、ベッドに横になったまま自分にできる「足を上げる運動」をしてみましょう。

次に横向きになる。そして「体を左右にゆっくりねじる」。

そういう体操をしてみましょう。無理をしないで大丈夫。

昨日までできなかったことが、今日できた。

それは希望と夢が膨《ふく》らむ瞬間である。


もしかして、両輪車椅子に頼りきっていた、その自分が、杖なしでも歩けるかもしれない。そういう夢を見る。

心の奥に大切な秘密ができた。

「杖なしで歩けるようになろう」と目的ができる。


薬では改善されない。

自分の精神力の意地が、心の杖になって歩ける。


頭の中で独りで歩く夢を見ながら体操する。

脳の前頭葉で想像しながら、後頭葉で運動神経が使われる。

足を上げる、膝をしっかり支える力が出る。

杖なしで歩けることを、想像しながら、体操をする。

体全体に「ヤル気ホルモン→ドーパミン」が血液中に流れ出す。

㊱ 足どりが軽くなる運動をしよう

人は、前に向いて歩くことに、意識しているが、高齢者になると、前にだけ足を運ぶと「トボトボ」歩きになる。

その理由は、後側の支える筋肉の低下により、前に力強く足がでなくなる。

そこで「トボトボ」歩きになる。

スタスタ歩けるようになるために、「一日に、思い出した時に、三回やってみよう」

**柵につかまって後ろ向きに立ち
足を後ろに引き上げる
だんだん引き上げて
止める**

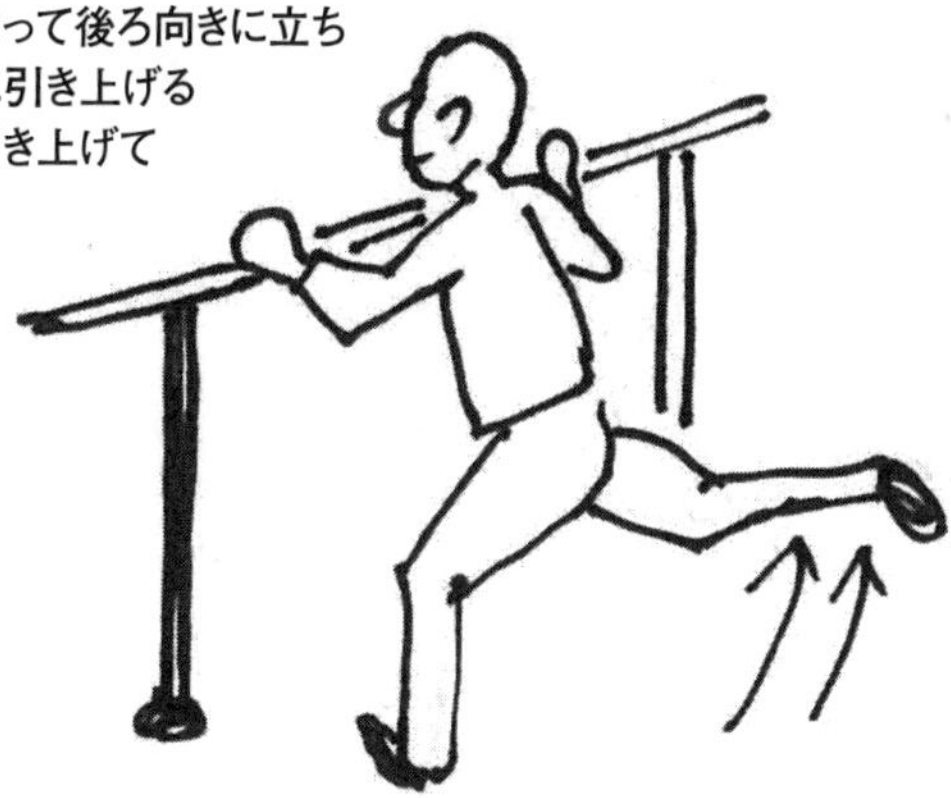

足を後ろに引き上げよう。
次は反対側もやろう。

※柵《さく》につかまって、後ろ向きに立ち、足を後ろに引き上げる。だんだん上に引き上げて止める。

後ろ向きになって、足をしっかり上に向けて上げる。
つかまって、支える足は、しっかり踏《ふ》んばる。

股関節がしっかりすると転びにくくなる。

筋肉が、尻のほっぺたにつく。そして、ふくらはぎにもつく。


七〇歳でも、八〇歳でもできる。諦《あきら》めたら、九〇歳で歩けなくなってしまう。

自分自身にプラスの暗示を脳にかけよう。

『九〇歳はまだ中年だ！』


片足で支え、片足をしっかり後ろに上げる。バレリーナになって足をしっかり空に向けて上げるイメージ。

一日五回、朝、夕やるだけで、力強く「サッサッサッサッ」と軽いリズムで歩けるようになる。

やった日から足どりが軽くなる。

諦めないで毎日つかまる所を見つけたら家の中でやってみて下さい。

三週間で、やるとやらないでは違ってくる。

面倒臭いと思ったら駄目。

面倒臭いことが、体に良く利く薬だと思って欲しい。

●窓をふく、あぁ～面倒臭いなぁ～と背筋を伸ばす。腰が伸びることになる。

●ずいぶん汚いと雑巾を洗う。汚れが落ちない。ゴシゴシ洗う。指先運動が脳を刺激する。

忙しくすると閃《ひらめ》きが、次から次へと出て来る。

「あっそうだ！　洗剤とトイレットペーパーを買っておかなくては、困るなあ～」

「面倒臭いけれど、買物に行くとするか！」

面倒臭いことをあえてやる努力が、運動量を増やして、歳をとる方向へ向かわせない薬になる。

夜ぐっすり眠れてくる。

⑶⑺ ゆっくり歩いて夕日を見ながら歌ってみよう

昨日までカチカチの膝。今日は少しだが曲がる。
昨日よりも、コンディションが良くなった気がする。
ドキドキ、ワクワクしてしまう。その気持ちが甦る。
そのドキドキ感が衰えを止めてくれる。
ゆっくり歩いて散歩に出かけた先で、夕日が沈む。
オレンジ色、グレーの雲、美しい色彩を二分間楽しむと良い。
夕日は、同じようだが、毎日違う色彩になる。
今日は、どんな景色を見られるのだろう。
日常で楽しむ時間をあえて作って欲しい。
頑固な気持ちは捨てよう。
柔らかい気持ちになろうと思う。そこから日常の楽しみが見つかっていく。

七五歳、八〇歳頃になられる高齢者さんが、よく耳にした流行歌『高校三年生』を夕日を見ながら歌ってみる。

当時、過ごした青春時代が頭の中を駆《か》け巡る。

「あの娘、元気にしているかなあ〜」

初恋の思い出。叶《かな》わぬ相手と知りつつ、胸を熱くした。

その思い出は枯れようとする感情を再生させてくれる力がある。

まだまだ生きられるかもしれない希望という再生を生み出す力がある。

今日の夕日は、どんな青春を思い出させてくれるのだろうか？

夕暮れは、一日の終わりの「ほっとする時間」だから、楽しまなくては、損をする気がしてならない。

㊳　今まで頑張れた自分を言葉に出して誉めてあげよう

昭和二〇年敗戦。

昭和三三年までに生まれた方達は食べものがない、着るものがないため、ぼろ服を着て、家のどこかに洗面器を置いて雨漏りを受けていた。

当時、洗面器がアルミであったため、天井から落ちる雨漏りが、「ピチョン、ピチョン、ピチョン、トントントントン……」と派手な音をたてる、なぜか貧乏の音に聞こえた。

幼い時の友達の誕生会に呼ばれたが、トタンの小屋に住んでいて、全員は入れなかった。その頃は、トタンとブリキの洗面器、バケツで派手な音がする製品しかなかった。

学校の廊下を雑巾がけするのだが、バケツが転ぶと、大きな音をたてて、まるで僕が悪いことをしているみたいだった。

昭和敗戦直後に生まれた方々、今、七五歳〜八〇歳くらいになられておられる。貧乏に耐え抜く、お腹をすかせる毎日だったと思う。

白黒テレビから、東京オリンピックと皇太子の御成婚を見たい気持ちから、月賦《げっぷ》でカラーテレビを国民が購入するきっかけになった。

その時代にやりたかったこと、食べたかった物、行きたかった所、習いたかったことを思い出して、今、始めたらいかがでしょう。

㊴ 床に着いたら「なぜか、幸せだなあ」と何度も言おう

貧乏があったから、精神が鍛えられ、頑張れた。自分を今、言葉に出して、誉めてあげてから、床に着く。

床に着いたら！

言葉に出して……なぜか、幸せ‼
幸せになれる気がしてならない。
なぜか幸せだなぁ〜と言葉に出して、数回言ってみて下さい。

なぜか幸せだなぁ〜。
明日はもっと幸せが来る気がする。

自分の中にある頑固な固まりが、溶けていく。
まるで、王様、お姫様になった気分になる状態で眠りにつくと、深い睡眠になる。
体の痛んだ所を修復する分泌ホルモンが排出されて、次の日元気になれる。

睡眠前に、いかに自分を誉めてあげられるか？
それにより、自分がなりたかった人物になれるような想像力が、緊張をほぐす効果となり、深い睡眠がとれるようになる。
高齢者さんが、老けない老人になるためには、深い睡眠が毎日取れるかが大切!!

(40) 血液を新しくするためにバランスの良い食事をとろう

次にバランスの良い食事をとれるかにかかっている。
血液を新しくしていくことが、老けない秘訣にかかっている。

●造血作用にはレンコンを。
レンコンは、高齢者さんにとって、噛む力がいる食品である。
そこで、朝、大根、ニンジン、油あげ、ワカメの材料でみそ汁をつくる。
つくったみそ汁に最後に「摺りおろしたレンコン」を入れて三分間煮る。
鍋《なべ》を火からはずす前に、みそを入れる。

みそは発酵食品だから、鍋でグタグタ煮ないで欲しい。
みそのまろやかさが出る。

別の料理として、
おろし器で薄くスライスしてキンピラにする。

血液が一日に作られる量は二cc～三ccである。
食事のバランスが悪い「インスタントラーメン」などでランチを済ませると、
血液が新しく作られるのが遅れてしまい、病原菌に勝つ免疫力がなくなる。
高齢者さんが何らかの病気を持つ原因が食生活にある。
血液が全身の量に達するには、よく食べる方で、半年～八カ月かかる。

持病を軽くしていくには、新しい血液を上手に作る必要がある。
増血の役目を果たす「レンコン、色の濃い野菜」を毎日食べよう。

新しい血液が作られていくことを想像をして、食事をしよう。ひとくち、二くち、三くち、と頑張って噛むことで、半年も経つと、今まで痛かった所の、体の痛みが和らいでくる。

⑷1 自分を変えるために必要なことはメモにしてトイレ、台所、ベッドに貼っておこう

誰しもが、食事のバランスを考えて、頑張ろうとする。
しかし、三日もすれば、頑張りが弱くなってしまう。
人は、結果がすぐに出ないと、諦めたり、努力をやめてしまう。
そこで、自分を変えるためには、どうするべきか？　考える必要がある。

「睡眠は二三時までにとる」

「食事は新しい血液と筋肉をつける薬」
と書いて、トイレ、台所、ベッドの枕元に貼る。

毎日、目に入るメモの貼り紙は、脳に記憶される。そこで、メモがないより、貼り紙があった方が自然に気をつけられるようになる。

努力の方法は、個々の性格に合った工夫が一番良い。

㊷「高齢者だから痛くても仕方がない」と言われてガッカリしてはいけない

なぜ、繰り返し睡眠と食事バランスをしつこく話すのか??

その理由は、高齢者さんが、「腰が痛い、膝が痛い」と言って、診療所や病院へ行く。

多く聞く言葉が、高齢者さんだから「仕方ない」と、医者として言わざるを得ないかもしれない答えが返ってくる。

その一言で、「やっぱり、駄目なのか！」と肩を落とし、がっかりしてしまい、大きな溜め息をつく。

その溜め息をつく時、高齢者さんが老いる。

風が体中を吹き抜ける。


想像してみて下さい。

病院帰りのバスの停留所
体中吹き抜けるため息の北風。

ガッカリ、肩を落とした瞬間に、目で見て分かるような老け方をしてしまう。

帰宅して鏡を覗くと、老けた別人の自分が鏡に写っている。

人がガッカリして、肩を落とすその瞬間に、体全体の筋肉が、「ガッカリした」重力によって、下に下がってしまう。顔の筋肉も下がって、表情が老けてしまう。

高齢者さんになると、医師が話す言葉が全てと受けとめてしまう傾向が強くなる。それは、日常でしゃべる相手も限られてくるし、友達も少なくなるからだ。そんなこともあり、直接自分と接する医師にすがる思いが強くなってしまう。家族が、いらっしゃる方でも、医師と同じ「高齢者だから、痛くても仕方ない」と一言で、片づけられたりすることもある。

だから高齢者さんは、誰とも話をしたくなるのだ‼

(43) 今、生きていられるのは御先祖さんの遺伝子が支えてくれているのだ

誰も、いなくても良い！

元気を出そう。

自分が今、生きていられる、その内側には「両親、祖父母、その先の御先祖

さんの遺伝子」が、今の自分自身を支えて下さっている。

生きている。それは、遺伝子、御先祖さんの力が働いている。

今日、「なぜかカレーが食べたい」と思う日があったりする。「遺伝子の誰かがカレーが食べたいのだ‼」そんな想像をしながら、野菜カレーを作る。

そうだなあ～。体のために玉ネギを三個スライスして、フライパンで炒める。キツネ色になったら、ニンジンや好きな野菜を入れて、コトコト煮る。注意として、じゃがいもは入れない。

じゃがいもを入れると、でんぷん質が強く、鍋底が焦げついて、三回～四回食べられるのに一度しか食べられなくなる。

じゃがいもが好きな方は、ホクホクに別の鍋で煮ておく。

食べる前に、その日に食べるカレーに入れて、一緒にあたためると良い。

その日、とんでもない料理が食べたい時がある。

それは、御先祖さんが、「あれが食べたい」と、あなたの体をゆすっていると思う。

⑷4 自分自身の体の中には、生き続けたい遺伝子の力が加わっている

高齢者さんになっても、「もう歳だからと諦める」と考えると御先祖さん達が肩を落とすことになる。すると、御先祖さんの「遺伝子の力」が弱くなる。

ひとつだった腰の痛みは、足の横側の筋肉の痛みも誘うことになる。痛みが二つに増えると三つ目の痛みは、早く出てしまう。

若くても、高齢者でも、痛みが三つに増えると、心が折れる、精神的にもう駄目かもしれないと弱気になってしまう。

心が折れる精神的なダメージこそが、ベッドから起き上がれない状況を作っ

てしまうことになる。

自分独りで偉《えら》そうに生きているが……自分が存在できている訳は、御先祖さんの遺伝子の力が体の中で支えているからだ。

そのことを忘れないで、毎日の生活に向き合う。

歩けることも、食べることも、朝日があなたを照らすことも、ありがたく思える。

生きることは、心が磨きあげられる修行《しゅぎょう》だろうと思う。

たとえ、今日痛い所が二つに増えても、明日か明後日には、治ると信じて、心を折らないことが大切な生き方である。

いつだって独りではない。自分を支えている遺伝子達があなたの唯一の味方になっている。

㊺ 朝起きたら遺伝子に「ありがとう」と伝えてほしい

世の中には、不思議なことが起こる。
癌の宣告を受けた男性がいた。
「もう数カ月しか生きられない」と医師に告げられた。
「好きなことをやって、思い残すことがないようにして下さい」と言われた。
一カ月毎の健診に行っていた。
二カ月目に、癌の固まりが小さくなっていた。
四カ月目に癌の固まりの姿が消えた。

自分の中に生き続ける遺伝子軍団が勢揃《せいぞろ》いして、消して、尿にして外へ流してくれたんだろうか。
謎《なぞ》のまま、癌は男性の体から消えた。

癌で思い出したのだが‼　お知らせしておきたい。

二〇二二年九月上旬、「乳癌、大腸癌」は、手術しなくて、治せるようになってきた。そういう発表があった。

「光免疫」サイバーを、癌細胞にあてることで、癌が砕《くだ》ける。

その治療がもう少しで一般化される。

高齢者さんが、医学の発展により、もっともっと長く生きられる社会になってきた。

七五歳から九〇歳代の方が、毎日一回思い出して頂きたいことがある。

朝、起きて、一番にこんなに美しい朝を迎えられるということは、「自分の中に存在している御先祖さんの遺伝子のおかげ」なのである。

遺伝子に、「ありがとう」の言葉を伝えてほしい。

(46) いつも一緒だと想像して日々過ごそう

自分はいつも御先祖さん達と一緒

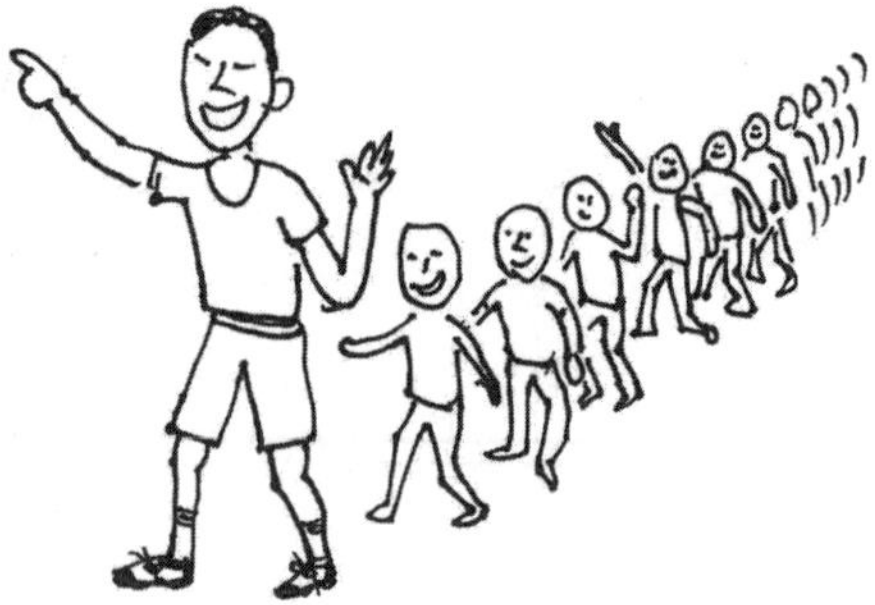

自分の存在を分かってくれていると知った遺伝子達は、皆集合して、「今日は、何をするか⁇」話し合う。

それが、三次元である今を生きる人に伝わって、出るのが閃《ひらめ》きなのである。

閃きとは自分が逆立ちしても、頭をトントン叩いてみても、出て来るものではない。不思議な能力である。

きっと、体の中で、集合した御先祖さん達の知恵の集合体で、体を伝わって来る神秘の知恵だろうと思う。

運動好き、習字好き、園芸好き、旅行好き……、個々が全員異なる趣味は、遺伝子と大きく関係している。

独りぼっちと思いがちの高齢者さんに、言いたい!!

決して独りで生きている訳ではない。


想像力を豊かにして散歩したり、食事したりしよう!!

同じ散歩をするにしても、御先祖の人達を連れて散歩していると想像したら、見る景色も違って見える。

季節にも敏感になれる。


いつも体の中に閉じこもっている御先祖さん達が喜ぶ時間だと想像すると、散歩も意味深くなる。

⑷⑺ 良い想像をすると脳の機能が活発になる

想像力を高めて日々を過ごして頂きたいのには大きな理由がある。
今、二〇二二年……働く高齢者さんは九〇九万人。
二〇二五年で四～五人に一人が認知症に患る予想データが出ている。
五年後には、五人に一人が認知症になるそうだ‼
この四年間をいかに生きていくかが課題。

想像力を高めることで、脳全体の活動が行われる。認知症のリスクが少なくなる。

良い想像（楽しくなること）をすると、脳の機能は活発になる。
次は何をする？　お掃除を「五分」したら台所仕事「五分」で、野菜を洗って切っておく。

散歩から帰ったら、きっと空腹になる。

肉と野菜を炒めて、さっと味つけする。野菜から出るスープを、カタクリ粉を水で溶かして、あんかけ閉じにしよう。

きっと、美味しい。美味しくできると良いなあ〜。

独りで会話をして、盛り上げる。

七五歳から八五歳にかけて、脳の前頭葉を使った、想像トレーニングをして、脳全体を活発化し、認知症を予防しよう。


高齢者さんになられても、学問をやって欲しい。

「新しいことを知る」ということは、今まで知らなかった世界が広がる。その時、衰えていく細胞が刺激され衰えを止められる。


退屈時間を作らないようにする努力は、新しい世界を知っていくことにある。

趣味に応じた本を買って読んで頂きたい。

新しい世界を知ることにより、もう一段先へ登る目標ができる。目標ができることにより、死にたえようとしていた細胞が刺激され、もう一度上を目指し、協力しようと目覚めるのである。

5章
老人性うつ病にならないメンタルを作る

⒅ どんな時に老人性うつ病にとりつかれるのか

高齢者さんが退屈時間を増すことで、待ち受けるのが「老人性うつ病」である。

どんな時が一番「老人性うつ病」が待ち受けているのか？

現在働く高齢者さんが九〇九万人。

会社を経営していた方が、高齢者になったので、息子さんが引き継ぐ。

「おやじ！　今まで頑張ってくれた。あとは、僕が引き継ぐので、ゆっくりして下さい」と言われた時、ほっとする気持ちで引退する。

その時に、大好きな趣味があれば、「老人性うつ病」はまぬがれる。

誰もが、日々忙しく働き続けていたので、趣味に費やす時間は、「ほぼ無かった」のが実状である。

それと、もう一つは、現場に立っている時は、経営者であれば、趣味のゴルフ代を自由に使うことができた。息子が引き継ぐようになると、自由なおこづかいがないために、趣味はあっても、毎週ゴルフに行けない状況である。

そこで、毎日の習慣が急に塗り替えられる。

この時が、老人性うつ病を一番発生しやすい。

会社勤めであった方が、退職の時がきた。

毎朝、決まった時間に、朝食をとって、電車に決まった時間に乗る。会社に着くと声を出して挨拶。

部下の顔を認識する。

椅子に座り、今日の予定を始める。

会社を動かす指示を出す。

この作業が退職と同時になくなる。

キリキリ、ピリピリした張りつめた緊張感がなくなることで、頭の中が伸び切ったゴムのようにダラリとしてしまう。

この時に「老人性うつ病」が「おい！　そんなにすることがないのだったら、僕が友達になってあげてもよい」と言って近づく。

この時が一番「老人性うつ病」にとりつかれる危険がある。

新聞を広げているが、読んではいない。

本人は何をしてよいか？　どうしたらよいのか？　分からない状況が出てきている。

外へ「たばこ」を買いに行くつもりで、家を出た。

公園のベンチに座り、ハトを眺《なが》めている。

そのように見えるが、ハトなど見ていない。

照りつける太陽が暑いだろうと思うが、「老人性うつ病」を出してくると、温度の感覚が鈍《にぶ》ってしまう人もいる。

我に返ってベンチを立つ。「オレは何をしに来たのだろうか⁇」とあせる。

そうだ‼　タバコを買うのだった。

夕暮れ近くまで公園で空白の時間を過ごしてしまっていた。

㊾ 気力、目的を失った時

気力を失うと共に、目的を失う時間が増えることで、認知症がからんでくる確率が高くなる。

今日は、「タバコ」を買いに来たことを思い出したが、認知症が突然出ると、自分の家に帰る道が思い出せなくなる。

家族がいる、いないにかかわらず、年間を通して身元が分からない認知症の患者さんが何万人もおられる。

特に、独り暮らしであるならば、話す相手も限られている。曜日もぼんやりしてしまう。

急速に認知症が進んでいく可能性が高い。

あと四～五年先には、五人に一人が認知症になる時代に入るというデータが出ている。

若い世代の方達は、自分には全く関係がないと思っていても、とんでもない社会が待っている。

今でも、小学校五年～六年生の子供が、母親が祖父母の介護に出かけるので、幼い兄弟のお守りで、学校にも行けないというケースがある。

戦後、昭和三〇年～昭和三五年頃は、兄弟のお守りで、小学校に行けない児童がいた。

それは、両親が働きに行くための貧困という理由だった。

今は、介護に手がかかる時代に入り、若い世代が、その手伝いをするため、学校に行けなくなっている。


介護施設は、受け入れられない状態になっている。

高額老人ホームだけが、受け入れ可能である。

高額でいくらなのか気になる。食費と介護で安くても一月六〇万円を越える。

ただの老人ホームならそれ程高額ではないが、認知症可の老人ホームならば、二四時間体制でお世話する理由で、一カ月六〇万円を越える。

それでも安いほうである。東京を離れて地方が運営する施設であっても、二四時間体制は変わらない。高額になると、考えておくべきである。

そんな理由から、両親の介護に苦しむ六〇歳台～七〇歳台の方が多くなっている。

高齢者になる前の五〇歳台～六〇歳台の方々は、御両親が七五歳、八〇歳、八五歳を迎える年齢になっている。

⑸⓪ 五〇歳から六〇歳の人が介護うつ病になる怖さ

五〇歳～六〇歳は働き盛りで、収入も多くなる年代である。家も購入できた。

子供達も社会人になろうとしている。

幸せを味わうひまもなく、やってくるのが両親の介護の心配である。

八〇歳でも九〇歳越えでも、元気な御両親であるなら、本当に幸せである。

だいたい、七五歳から九〇歳ぐらいになると、体の痛い所が出てくる。

介護が要らない痛みであれば病院へ連れていける。

それで済むが、突然認知症が出てくると、家族がつきっきりになる。

家族の一人が、親の世話をしなくてはならなくなることが出てくる。

仕事は頑張れば、昇格、昇進があるが、介護は、頑張ってお世話をしても、「ハイ！　これまで。これで終わり！」と言う訳にはいかない。

先が見えないお世話のトンネルに入る。

二カ月までは、普通に頑張れるが……三カ月目からは、お世話をしている人が終わることのない家事に追われ「うつ病」になる。

「介護うつ病」に患《かか》る。

家事ができなくなる。

たちまち困るのが、食事の世話とトイレの世話ができないことである。

認知症を患《わず》らうと、家のジュータンの上に、所かまわず大便をしてしまうことが始まる。

介護うつ病になる前までは、家族が大便を片づけていたが、「うつ症状」で横になったまま動けなくなると、家の中は悪臭がただようようになる。
オムツをはかせるが、認知症患者さんの多くが、すぐ外してしまう。
オムツを脱げないように、オムツの上をゴムでしばるが、目を離した隙《すき》に、
脱いで、家の中を汚す。

一日中、そうした問題と向き合う。

認知症の介護は、想像を越えた重労働である。
重労働であるがゆえ、「介護うつ病」が発生する。

(51) 介護費用の不安で重症化する

次に、問題になるのが、今までは収入が多くあった御家庭でも、介護が始まると、どんどん預金が減っていく。

そこで、先々の不安が生じることが重なって、「介護うつ病」の重症化となる。「介護うつ病」の重症化は！

親を殺して自分も…ような一家心中へと発展してしまう危険性もある。

もしも、家族に認知症の方が出たら、家族で手分けして、介護の割り振りを決めよう‼

そして、週に一回か二回は、デイケアや施設利用を考え、介護負担を少なくすることで、「介護うつ病」に患らない対策がとれる。

今から四年先、五年先に五人に一人が高齢者になる。

今から認知症予防と向き合う覚悟が必要である。

⑸⑵　認知症の発生率が一番高くなる退職後

退職して、すぐ就職が決まっている人、発生率〇・〇一％。

退職後、趣味を仕事にできる人は、発生率〇・〇一％。

退職して半年経過。次の目標がない人、認知症危険率五〇％以上。

退職して一年後、「仕事も趣味もない人」認知症危険率七〇％。


退職後、日常生活が大きく変わる。

朝食も、起きた時に自由に食べられるようになった。

誰にも束縛《そくばく》されることなく、昼までベッドにいる日もある。

退職金も少しある。「急いで、再就職しなくてもいいか！」とのんびり暮らしを楽しんでいた。


一カ月半、そして二カ月が過ぎた。

「今日は何するんだったのか⁉」「今日は何曜日だったのか？」と思う日が続くようになった。

洗濯物がたまりにたまった。

着るものがなくなった。洗濯物の中から、まぁ〜まぁ〜着られそうなものを選んで着て出かけ、コンビニ弁当を買った。

突然、財布と家のカギの入ったバッグを、どこに置いたのか分からなくなった。パニックになった状態でコンビニの中に入って、バッグがないと騒ぐ。

運良く店の人が、レジで預かっていてくれていた。

さらに、パニックになったショックで、脳に異変が起こったのか家に帰りたくても帰る道が思い出せない。

店の人が警察を呼んで、バッグの中に家の住所が書いてあるものを探して出してくれた。

しかし、警察の方が、独りではいけないと思って知人に電話をしてくれた。

家族がいなくて、認知症を発生したら、周りの人もパニックになってしまう話であった。

退職して、生活時間と生活環境が突然変わると、認知症が最も発生しやすくなる。こうした落とし穴があることを知っておこう。

(53) 生活リズムが大きくずれた時

生活時間のリズムが大きくずれると、環境変化に馴れようと、脳と体に負担がかかる。

そして一方で退職して、時間までに何々をするという緊張感がなくなるために、脳の活動、そして、体の動きが鈍《にぶ》る。

「時間はいっぱいある」と思ってしまい、何もしない状況がひとつ、ひとつ増える。

脳の活動が著しく低下してしまう。

この時に時間のリズムと、考えて動くリズムが停止する。

脳内の細胞も停止し始める。停止した細胞が結びつき合って、活動しない細

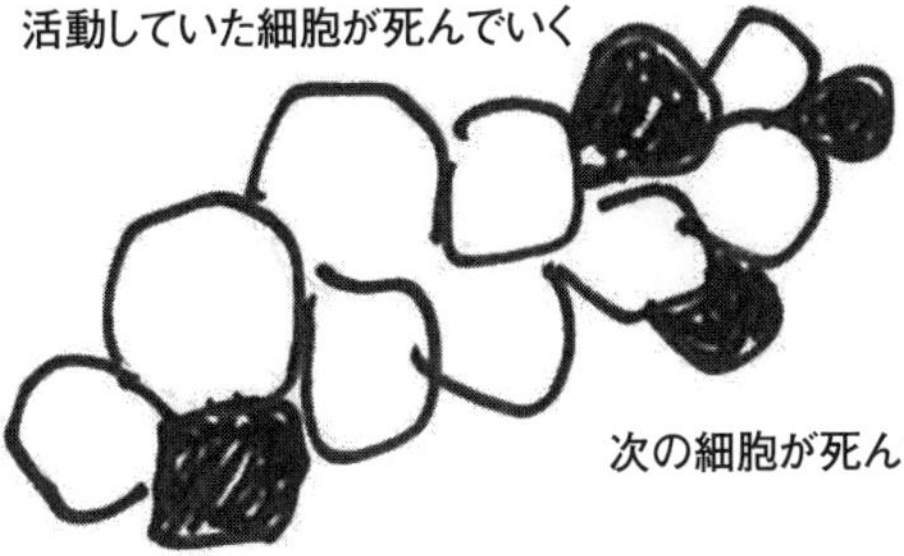
脳内の細胞
次の細胞が死んでいく
他の離れた場所に、活動を
停止しようとする細胞ができる

胞の水溜まり状況が起きてくる。

生きている細胞と、死んでいこうとする細胞が作り出す「まだらぼけ」認知症が始まろうとしている。人生の切り変え時点で、こうしたことが起こりやすいリスクがある。

⒁ 計算されていない認知症の起こる状況

退職後、住んでいた場所を離れて、初めての田舎暮らしや憧れの外国移住などを、高齢者さんになってすることは危険が伴なう。

先程申し上げたように、環境に馴れようと、脳と体に負担がかかる。

体の弱い方は、自律神経細胞の乱れが始ま

り、「下痢、腹痛、床に入っても寝つけない」状況になり、その他、耳鳴りなどが始まることもある。

自律神経の細胞は、生命を維持する一番大切な細胞である。普段何もない日常では、そこにいるという存在感すら出さない。そういう神経だが、生活環境や時間リズムの差が出たり、対人関係がうまくいかない時に、体に大きなアラームを鳴らして、体を揺さぶってくる。

「オーイ、大変だ」「気をつけろ！」と言って、下痢などの症状を出して知らせようとする。

薬をのんで、下痢、腹痛は止められる。

しかし体の中の危険度は止まっていない。

再び、数日後に、下痢、腹痛、耳鳴りを伴って発生してくるのが、自律神経の乱れである。

計算されていない引っ越し、移住で、環境に馴染むことができない時、脳と体に負担がかかり「まだらぼけ」が始まることがある。

高齢者さんの引っ越しには、環境変化の問題がついてくるので、本人が馴染めるかどうかが重要だ。

仮移住を「夏休み、冬休み」にして大好きな所であれば、移住を計画しよう。

退職後の楽しいはずの移住計画が台無しにならないように環境変化に、自分の気持ちと体が馴染むかを計算しておこう。

⑸⑸ 定年退職の翌日から、借りた畑で野菜作り。楽しくて楽しくて

退職後、とても若く、健康になられた六五歳の方がおられる。

勤務している会社で、一流大学卒業の若い社員に、アゴで命令され、力仕事ばかりやらされていた。

「あと少しで定年だ！」「頑張れ」と自分に言い聞かせてきた。定年を迎えた、

次の日から地主さんに借りた畑に出かけ、野菜作りを教わった。

種《たね》をまく。

昼までに溝切りをして種をまいてしまう。

手順を教わった地主さんが空を見て、「あの雲が、風を連れてくると、雨が三〇分後に降ってくる。種をまいても、水やりしなくて済む。早く溝切りをした方が良い」と天候まで教わった。

今までは、上司に顎で使われていたが、今は地主の先生と大自然が相手で、楽しくって、楽しくって、朝の目覚めが良い。

野菜作りを本気で習って、できた野菜を売ってみたい夢があって、毎日張りきって鍬《くわ》をふるうことに夢中。

地主さんが時々見に来てくれる。

この野菜には虫がつくので、花屋さんで「きんせんか」三〇〇円で買って、植えると虫がつかない。と言われた。

「きんせんか」という花は臭《くさ》いにおいがする。

毛虫が発生する樹の下には、冬に食べる「みかんの皮」を乾燥させてから沢山まく。毛虫が春に発生しにくくなる。

無農薬で野菜を栽培するには、農家の経験者である先生に聴くことが一番である。

定年後、野菜作りの先生が農家の人で、二人三人と増え、「空と風と太陽と雨と仲良くしないとやっていけないよ‼」と教わった。

毎日が学生気分で若くなり、腹がへり、深い睡眠と夕食時の一杯の日本酒で幸せになれている。

明日も明後日も、畑と空が待っていてくれる。

朝起きると、キュウリが大きくなっている。

野菜は可愛い友達になった。

野菜畑で、声を出して「大きく育っておくれ‼」と言う。

「僕の野菜がブランド品になった」夢を見る。

想像力をかき立てられる日々は、脳と身体全体を使って働くことで、自然に健康になれる。

高齢者になっても、そこに働く意欲と夢があると、深い睡眠と食欲が伴い、血流を良くする。

長生きの秘訣は、日々の血管年齢と大きく関係してくるようだ。

6章
認知症にならない脳の活性化

⑸⑹　認知症にならない日々の過ごし方

認知症になると、本人が困るだけではない。

一番愛する「妻や夫」「子供さん達」が日々の生活に苦労することになる。

何度も申し上げているように、あと四年、五年先は五人に一人が高齢者である社会になる。

高齢者になると、何かの持病を抱《かか》える人が多い。

その中でも、認知症は、愛する人を一番苦しめる。

経済的にも、お金がかかる病気の一つ。

そこで、認知症に患らない対策がますます必要となっている。


どうすれば、認知症にならないか？
①今の状況から、血管年齢を若くすることである。

②今の状況から、日々、目的を持って楽しい生活に変えることである。
③今の状況よりも、体に良い栄養バランスを見直すことである。
④今の状況よりも、心にストレスがかからない状況にすることである。
⑤今の状況よりも、深い睡眠をとることである。
⑥今の状況よりも、一日を考えて、時間制限内で仕事や家事をすることである。

①血管年齢を若くする

血管を柔軟にすると、血管が破《やぶ》れにくくなる。

唐辛子、ピーマン、パプリカなどが良い。

血液中に血の固まりである血栓を作らないようにする。

コレステロールを下げる食事をしよう。

ごぼう、白菜などが良い。

血液の中に血栓↓血の固まりが多くなると血管は破れる。破れた場所によっては、脳梗塞になってしまう。脳梗塞を患うことで、後遺症が言語障害で出る人や、運動障害で出る人、歩行がうまく出来ない障害で出る人がある。

人と接することが以前より減る。そのため、認知症へ発展する危険が高まる。

●体が思うように動かなくなる——イライラが高まる——血圧上昇した状況が続く——物忘れが始まる危険が出る——徐々に認知症の世界へ近づく。

血管年齢を若くすることで、他の病気も少なくなる。

②今の状況よりも、日々しっかりした楽しい目的を持つことで、認知症のリスクが少なくなる

朝、庭やベランダの野菜や花に水をやり、雑草を取る。朝食の時、つんだ「三ツ葉」を入れたみそ汁。「ハーブ」をつんで、よく洗い、熱湯に、ハーブを三種類入れて、三分~五分待って飲む。ハーブによっては、「血栓を取り除く作用のある」ものもある。菊科の春菊なども、そのひとつである。

●朝食が楽しければ、昼御飯も楽しく作れるメニューを考えることになる。
●脳の前頭葉の働きが活発になり、認知症予防になる。
●夕方までには、洗濯物も乾く。洗濯物を取り込んで、今日着たものを風呂場でごしごし洗う。
●指先を使うことで、認知症予防になる。
●次に行う目標がしっかりする。
●日々の生活でごしごし洗うと「奇麗になったなぁ～」という喜びとスッキリ感が生まれる。

この感情こそが、認知症発症リスクを少なくする。

朝つんだハーブティーも、良い香りを感じさせる嗅《きゅう》刺激は、脳を活性化する。

これらが、認知症の予防になる。

③今の状況よりも、体に良い栄養のバランスの見直しをする必要がある

高齢者さんになられると、細菌に冒される危険が高くなる。

それは、免疫力低下にあたる。
風邪をひいても、免疫力が高ければ、肺炎までに進まない。
しかし、高齢者さんは、肺炎で亡くなられる方が多い。
そこで、免疫力を高める食事を考えよう。

〈免疫力を高めるキノコと鶏ミンチ炒め〉

キノコは、しいたけ、舞茸《まいたけ》、エリンギ、なめこなど安い。
舞茸やエリンギとニラ炒めをして下さい。
ニラがない時は、あさつき（細いねぎ）でも良い。
あさつきを入れて、キノコと炒める。油は「オリーブ油」を使うと良い。
コレステロールを高くしない工夫である。
鶏肉のミンチとキノコを炒めて下さい。
ゴボウのみじん切り、ニンジンのみじん切り、レバーのみじん切りも入れて、
鶏肉のミンチを炒める。

高齢者さんには、みじん切りのおかずは、御飯の上にのせ食べてもらえる。栄養バランスが良い食事は、「血圧、コレステロール」も上がりにくいものが多く、血管年齢も若くなり、認知症予防にもなる。

〈日本のすばらしいおかず、お正月の「煮しめ」〉

●ゴボウ↓コレステロールを下げる。
●こんぶ↓ミネラルが豊富。体の弱った所を整える役割をする。
●ニンジン↓ビタミンAが豊富。
●油あげ↓大豆製品でタンパク質が豊富。
●カマボコ↓魚のすり身は、筋肉をつける役割がある。
●赤貝↓地方の呼び名は「モガイ」。赤貝の小さな貝、だしがよく取れる。
●大根↓大根を風に一日当てることで、水分がとんで、煮物にするのに良い。血圧を下げる役割。

これらの材料をことこと煮る。三〇分〜一時間、火から離しておいて、二度目に三〇分ことこと煮る。「お砂糖、しょう油」で自分の味にしていく。

煮物は、熱が冷める時、味が入る。

最初から、濃い味つけはしない。

煮物は二日目から美味しくなる。一度作っておくと、一週間もつ。一日に一度火を入れると食べられる。

あとは、ホウレン草か小松菜のおひたし。それを小魚と一緒に食べる。高齢者さんの男性でも作ってもらえる「お煮しめ」である。

〈食べてほしいゼラチン〉

高齢者だから食べて頂きたいのがゼラチンである。

おやつはひと箱二五〇円からゼラチンが売られている。

カップに沸騰したゼラチンジュースを入れる。

冷めたら、冷蔵庫へ入れて、一日一個食べる。

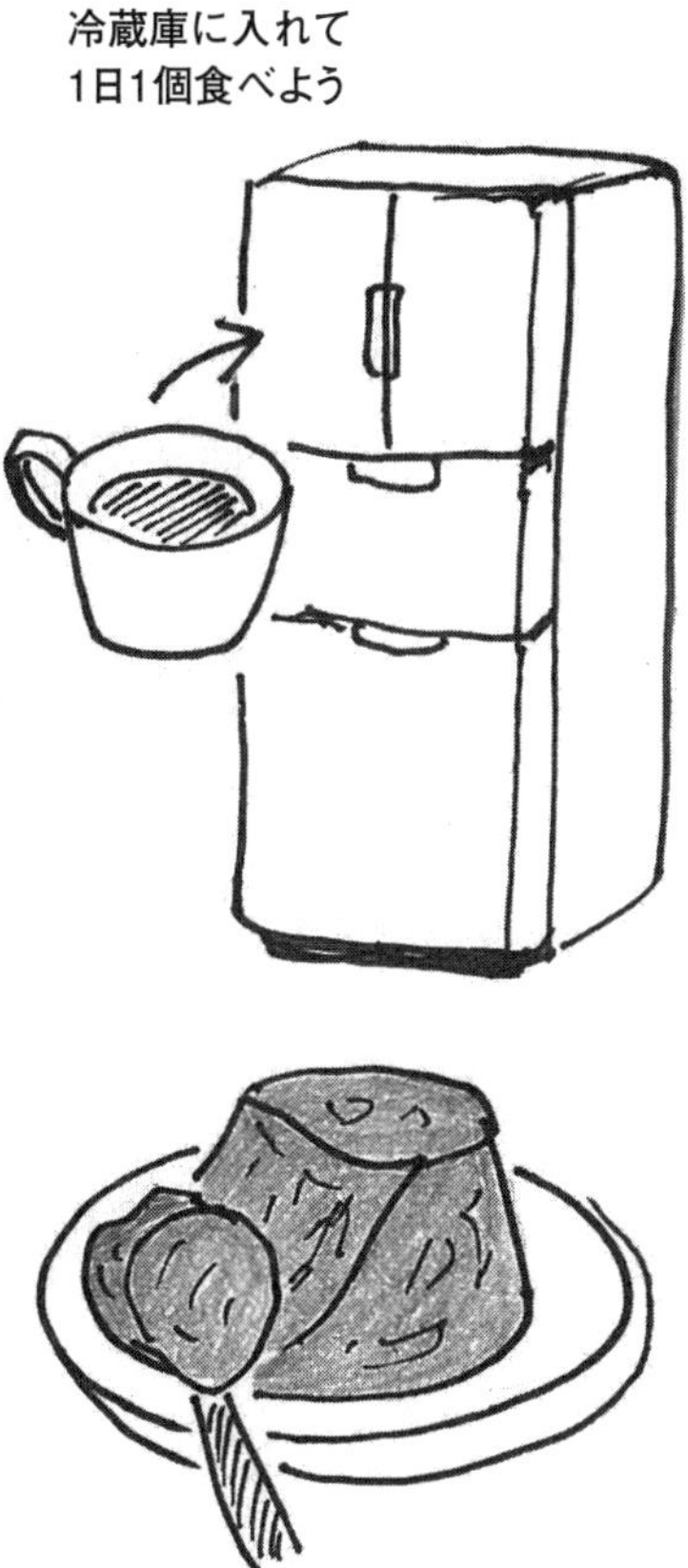

●ゼラチンは、動物の皮や骨、腱《けん》などの結合組織の主成分のコラーゲンを加熱して抽出したもので、関節痛を取り除く役割を果たす。

●骨密度強化の役割を果たす。

血糖値が高くならないように、甘さは少しにするか、無糖にしてゼリーを作って食べよう。

高齢者さんが運動不足になる原因は、関節が痛く、動きたくなくなるからである。

その積み重ねが筋肉低下と認知症とを招く原因である。だから、ゼリーを食べることは重要である。

アメリカでは、子供の成長を考えて、大袋でゼリーが売られている。日本でもグミとして売られている。

残念ながら糖分の強いグミが多い。

高齢者さんの糖尿病、高血圧の人には毒なので、甘さを控えて自分で作って欲しい。

美味しくなくても無糖でお願いしたい。

毎日食べるものを見直すと、「なよ、なよ」として弱った体が、半年、一年で「しゃきっ！」とする。


五年で体の骨は入れ替わるのである。

ゼラチンや栄養バランスが崩れると、突然腰が曲がる。

人によっては、身長が急に半年、一年で縮む。

五年で、見て分かるぐらい縮む。

そうなると、見た目だけでなく、内臓に負担がかかり、今まで病気知らずの人が、病気発生の危険が増す。

栄養バランスを参考に、自分の体に合った食事の見直しをして頂きたい。

④今の状況よりも、心にストレスがかからない状況にすることが大切

認知症予防のための、心にストレスがかからない状況というのはどんな生活

なのか？

●自分にとって、イライラする人間関係の役割を辞《や》める。

●自分にとって、負担の大きい人間とは会わないようにする。

高齢者になると、感情面の抑えが弱くなる。無理して嫌な人とつき合うと頭にきて、「キレル」。それが事件に発展し、人生を台無しにすることを考えたら、「人に悪口を言われても良い」と割り切る。

その感情の処理が大切。

頭にきて、血圧が上がり、脳の血管が切れ、「くも膜下出血」で言語障害を残す。さらに認知症が進行する危険がある。

●今の状況よりも、楽しい一日を作っていくことで心のストレスは減る。認知症予防になる。

高齢になると、つい淋しくて、嫌な人に合わせてつき合う人もいる。十分注意した上で、人間関係を選択しよう！

⑤今よりも深い睡眠をとる努力をしよう

●床に入る時間は、二三時を目安にしよう。

二二時に床に入ると、悪くはないが、朝三時頃、目が覚めて、朝がくるまで長くなる。そこで、これから先の不安を想像しやすく、悩みの原因を作ってしまう。

だから、床に入るのを二三時を目安にすると、体を修復するホルモン分泌が二四時から夜中二時頃の二時間で多く集中するので、ちょうど都合が良い。そこから、二時から五時の間は、だんだんと眠りが浅くなっていく。そして五時に目が覚める。

起きて朝の畑で、ネギやハーブをつんで、みそ汁とハーブティーを作る。朝すぐに、活動が出来て、高齢者さんの孤独な時間が減る。

昼間眠る時は、仮眠として「二五分〜四〇分」ぐらいにした方が、夜に深い睡眠になりやすい。昼寝は、一日働く度合いによって、決めると良い。畑仕事の方は、一時間とっても良いと思う。

長生きして、健康を続けるには、
①睡眠の深さ→体の修復作用がある。
②栄養のバランス→使った体を元に戻す力は栄養で決まる。
③メンタルケアー→楽しく目的がある生活によって長生きが決まる。
が必要である。

深い睡眠をとるには、一日の労働時間を決めると良い。
●朝は、掃除「五分間以内」で一カ所を行う。その習慣をつける。
●「五分間」で窓をふく。体を上下させ、指先で雑巾を絞る。脳が活性化して、次にやることを明確にする。

●手、特に、指先を使う人は、機敏《きびん》に動くことができる。

●「五分間以内」で、昼ご飯の材料を切って、ラップでくるんでおく。昼ご飯を作るのが面倒臭くない用意を朝にしておく。

認知症にならないために「五分の制限時間」で何ができるか、やってみる。

●制限時間が、「五分間」であれば、嫌なゴミ集め、掃除にも耐えられる。毎日奇麗にした部屋、風呂場、トイレ、窓などは、メンタル的に若くなる作用がある。

●自分が老けないための体操を考えよう。

一日動かす「体」は、考えて行動をするようになり、深い睡眠がとれていく。

●床に入ったら、想像を膨らませる。

どんな部屋であろうと、目をつぶると、自分がイメージした宮殿の中！殿様とお姫様になる。

●手、足、肩の緊張が解《ほぐ》れて、眠りの世界へ入れる。
鳥になって、大空を舞うのも良い。
亡き夫、妻、恋人と野原で可愛い花をつむのも良い想像になる。
●床に入ったら、やりたい夢をイメージすると良い。例えば、広い畑を借りて、自分の大好きなトマトや果物を育てる夢を見るのも良い。
●深い睡眠をとるには、イメージ作りと、枕の下に、タオルにくるんだハーブである「ラベンダー」を置くと良い。
嗅覚が脳を和らげてくれる。好きな香りは、深い睡眠を促す役割となる。
●朝の目ざめが、スッキリしている朝は、体が充分修復されているサインである。
●若々しくて、長生きして、認知症にならない秘訣は、あえて面倒なことを、「五分」で良いのですることである。
●「制限時間五分内」で、機敏に動くことが大切。すると、深い睡眠が取れるようになっていく。

⑥今の状況よりも、一日を考えて、時間制限内で仕事や家事を行う

時間に、「制限五分間」とすることで、脳の動きと、体の動きが機敏になる。認知症になりやすい「伸び切った細胞」が起き上がる仕組みで刺激される。若さを取り戻してくれる役目を果たす。

頼る人がいないとしたら、「自分がしっかりしないといけない」と思って下さい。

●孤独でいないで、家事をしたり、台所の水回りにオレンジ色のペンキを塗ったりして、台所仕事が嫌にならない工夫をして欲しい。
●わざと忙しく日々をすることで、「生きがい」が見えてくる。
●自分で作った棚や椅子が増えるにつれて、部屋の表情が変わってくる。
自分の感情も、明るい方向へ向かってくる。時間制限内で、ペンキ塗りをして、また明日やる。

●わざと忙しい状態にしていくと、脳が活発化して、認知症を遠ざけると共に、明日、明後日、やる仕事が増えていくことで、一日、一日を楽しくさせるのである。

(57) 目は脳につながっている。目の健康を守ろう

若い時は一八〇度見える。
高齢者さんは、手の先が見える一六〇度程度になる。
●個人差があるが、まぶたも下がり、視野が狭くなる。
●まぶたが下がってくると視力低下につながってくる。
一日の中で思い出した時に二～三回、目の運動をしよう。

目を動かす筋肉が弱くなると、「ピント調整機能」が弱くなり、かすみ目になったりする。

目で、テレビの一点だけ、本の活字の一点だけを見ると、目がかすみやすくなる。時々目の運動をして、ピント調整を修正しよう。

目の運動は、番組の間のコマーシャルタイムなどにしてみよう。

目は脳に直接つながっている。

目の運動を毎日することで、日常の動作がしっかりしてくるようになる。

●目が悪くなると、日常生活で怪我をしやすくなる。

高齢者さんは、握力が弱くなっていることに気がつかない。

ヤカンの熱湯をこぼし大やけどをして三カ月に渡り、生活の不便、不自由で、筋肉低下につながるということがある。

●目については、早く眼科を訪ねる必要がある。
次に高齢者さんになると、最も多くなる目の病気が白内障である。

⑸⑻ 白内障——手術できる状態なら頑張って終わらせよう

物がはっきり見えず、目に霧がかかってくる。

血糖値が上がるにつれて、目にかかる霧が深くなってくる病気の白内障は「糖尿病」の人にもよく出る病気である。

●血液検査をして、手術が出来る状態であるならば、手術した方が良い。放置すると、日数が経つにつれて、「失明」する恐れもある。
手術する時は、医師の注意を絶対に守ることが大切。
手術が怖くなって、先伸ばしにする方もいる。
そこで、

●目が霧にかかった状態で、一日が不快であることの連続が、「うつ病」を引き起こすこともある。

手術ができる状態の方は、頑張って終わらせよう。

手術の時に、目に注射する「一秒、二秒、三秒」を動かないで頑張ろう。峠《とうげ》は、超えられる。

怖くないと言うのは「嘘《うそ》」である。

誰でも怖いが、「一秒、二秒、三秒」だけ痛くても、動かないで頑張ると後は楽になる。

担当医さんの注意と指示に従って欲しい。

目の手術後に関しては、勝手に洗顔したり、シャンプーをしないことである。後でとり返しのつかないことになってしまう。

手術後、翌日に、目の眼帯を取り外《はず》していける。不便さは、一日で終わるので、手術できるのであれば、頑張って手術してみて下さい。長い間、霧《きり》がかかっていた世界が急に晴れてうつ気分がすっきりしていく。

⑸⑼ 網膜剥離《もうまくはくり》——放置すると失明の危険がある

高齢者さんに近くなると、目の中に虫が飛んで見える「飛蚊症《ひぶんしょう》」という眼の病気になることがある。

目の異変は、すぐ医師の元を訪ね、診察して頂きたい。「網膜剥離《もうまくはくり》」は放置すると手術ができない状態に進み、「失明」してしまう。目は、脳と同様に、体の機能で一番大切なところであるがゆえに、目が霞《かす》んだり、目の中を虫が飛んだりする症状が出ると、「ヤル気」がなくなり、いったい「私の目はどうなっているのだろうか?」という気になり、うつ気分になる。うつ病は、体調の悪さが引き起こす一面をもっている。

なぜ、目の中を虫が集団で飛ぶのだろう。

日によってふたつの虫が飛ぶ時や、日によって集団で虫が飛ぶ時もある。

血糖値が上昇するステーキや、トンカツなどの高カロリーのものを食べ続けることで、血圧が上がる。食事が高カロリーになると虫が飛びやすくなる。

飛蚊症を出し、虫が集団で飛んだりすると、目をこする動作が多くなる。

毎日、強く目をこすって網膜に刺激を与える。

弱っている網膜は、剥がれる危険にさらされる。

早く眼科で診察を受けよう。

(60) 白内障と網膜剥離の予防は食事に気をつけて血液循環を改善しよう

白内障と網膜剥離は祖父母、そして両親の遺伝子を受けつぐこともある。

僕の祖父が美食を好んでいて、高カロリーの肉、うなぎなどと一緒に日本酒を飲んでいた。

糖尿病になり、白内障に老後苦しめられたと母に聞いたことがある。


僕も、祖父と同じで、牛肉とうなぎが大好物である。

健康診断で、高血圧、高脂血症を指摘されて注意を受けた。

そのように、遺伝子も少しは関係している。そのことを見逃さないで、毎日の食事に対して、血糖を下げる野菜を食前に頂くようにしよう。


目の薬として、紫色の食材を選んで食べよう。
●紫色の玉ネギサラダ
●紫色のブルーベリーをヨーグルトで食べる
●紫色のナスのうす切りを塩もみして食べる。
水でさらしたりしないで、そのまま食べると眼病と癌の予防になる。

毎日の食事に気をつけることで毛細血管の血液循環を改善し、白内障と網膜剥離の予防につながる。

目の異変がある時は、眼科専門医に早目に相談しよう。高齢者の場合は、免疫力が低下している方が多く、重症化する恐れがある。

⑹ 食道と肺炎の危険な関係を知ろう

●食事の時は正しく座って食べよう。

高齢者さんの夫と妻との話であるが、夫が風邪をひいて高熱を出してしまった。

正しく座ることをしないで、枕を高くした状態でおかゆとみそ汁を飲ませた。

食道と肺の間の弁が正しく作動しないまま、みそ汁を飲んで、気管から肺へ入ってしまった。
咳こむこと、三〇秒、咳は収まった。
しかし真夜中に容態が悪化。
救急車で病院へ向かった。
肺炎と診断され、朝を待つことなく亡くなった。

高齢者さんになると、つい面倒臭くなる。
寝ころがって、テレビを見ながら、菓子袋をかかえ、お茶を飲んだりする、
そういう人も多い。
気管支の弁は、時々間違って作動する。
肺に菓子の粉が入って、肺炎となり、亡くなられる方もいる。

●食べものを食べる時は、ゆっくりかんで食べることが大切。
高齢者さんになると、唾液の量が少なくなる。

長く噛むことで、唾液が十分出るようになる。
そして消化されやすくなる。
●唾液が少ないまま、あわてて食事をすることで、消化不良になり、便秘、下痢になる。
高齢者さんの早喰いは、非常に良くない。

⑹唾液が出るために、酢こんぶ、するめを噛もう

唾液がよく出るように、食後「酢こんぶ」二枚、口に入れて長くなめたり噛《か》んだりする。「するめの足」を焼いて噛むなどする。唾液がしっかり出て消化が良くなる。

高齢者さんの便秘は、便が石コロのように固くなって、看護師さんに摘便《てきべん》してもらっても、なかなか出てくれない。

腹が「にがる痛み」になる。

便秘に苦しむ人達の中には、入れ歯だったりしてしっかり噛んでいないことにより、唾液量が少なくなり、消化不良になってしまうことが多い。


「するめ」を焼いて、長く噛むこと。

唾液を出す効果だけではなく、顎を動かすことによって、脳を刺激してくれる。

物忘れの予防になる。


昔は、子供を育てるため、幼児には、「するめ」を与えた。

学童になると、「大豆」を炒って与えた。

大豆は、プロテインが豊富で、一二歳までに大人の脳に成長するには、欠かせない食材がプロテインである。

頭の良い子に育てる親の知恵である。

昭和二〇年八月、敗戦になり、食材不足であっても、子供に対しては、親が苦労して食材を手に入れてきた。

その頃の子供さんが、一気に高齢者さんを迎える。

九〇九万人である。

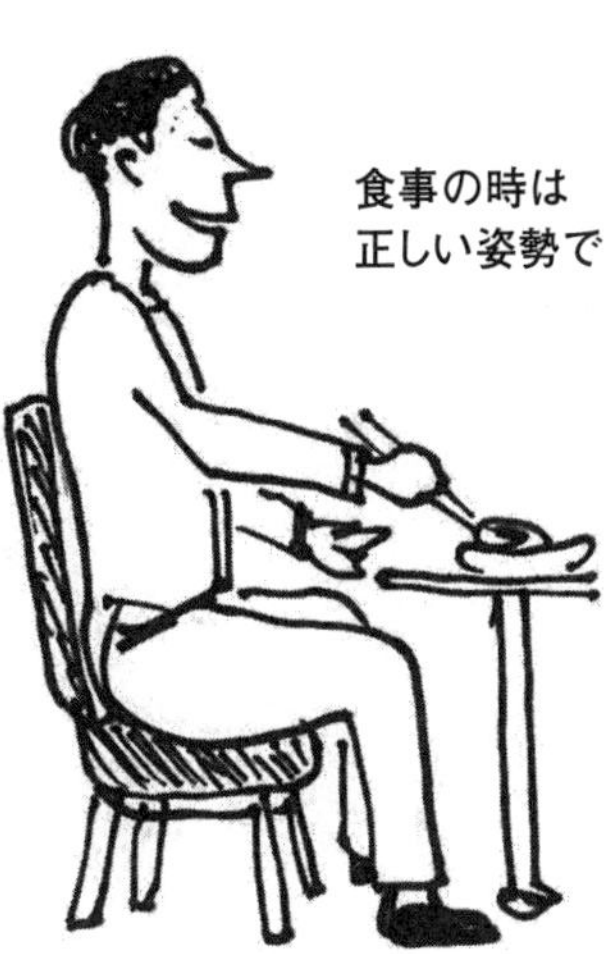

脳を鍛《きた》えるには、顎を動かす「するめ、こんぶ」などカロリーが低いものが望ましい。

食事の時、正しい姿勢で食べよう。

高齢者さんの命を救うことが、正しい姿勢にある。

喉《のど》の弁、食道の弁と気管支の弁が

正しく作動するため、正しい姿勢で食べて下さい。

病気ではないのに亡くなる。そんな落とし穴が姿勢にある!!

まだ自分は若いと思って不摂生をしている男性には、糖尿病や高血圧などの病気が次々に待ち受けている。脳梗塞を発生させる状態にもつながってくる。

(63) 五五歳から六〇歳が大切な時期、血液の健康を重要視しよう

男性五五歳から六〇歳にかけては、後々のために血液の健康を重要視しよう。

●コレステロールを下げる↓ゴボウを使った料理を食べよう。
「ゴボウサラダ」、「ゴボウのキンピラ」など。
●コレステロールを下げて、血液状態を改善しよう。

「玉ネギサラダ」、「みそ汁」にも玉ネギや長ネギを使おう。
「海草」（ワカメ）も入れよう。
●「大根おろし」を少し多く摂取する努力と、「大根サラダ」にレモン汁としょう油少々で味つけしよう。
●根菜である「カブの酢のもの」「カブとワカメの酢のもの」を食べよう。
●血圧を下げる「白菜」の料理を食べよう。
白菜は、体の塩分を取り除く役割をしてくれる。
薄い味つけを心がけよう。
●「健康雑炊」を作ろう。白菜をしっかり入れて、ごはん少しで、ぞうすいを作り、火を止める一分前にニラや長ネギを入れる。

⑹④ 朝食と夕食が健康を支える

●夕食は、しっかり家で「大根おろしをレモン汁で食べる」練習をして下さい。

そして「キャベツの千切り」。レモン汁と塩を少々振り、二分間かきまぜて、しんなりしたキャベツを食べて下さい。

量が沢山食べられる。

●朝食も、家で「野菜ジュース」や、「野菜サラダ」を食べる練習をしよう。
根菜「大根、カブ、ニンジン」、海草「ワカメ」、油あげのみそ汁を作ろう。
「野菜ジュース」→血液をアルカリ性にしてくれる
「野菜サラダ」→血圧を下げる、血糖値を下げる
「野菜と海草のみそ汁」→油あげで栄養吸収率を上げる。海草でミネラルを吸収して細胞の健康を守る。
みそ汁には、一味唐辛子を少し振ろう。血管の柔軟剤の役割になる。

●夕食
「大根おろし」→癌の予防　そして血液を若返らせる
「キャベツの千切り」→癌予防　そして胃と腸を調える

男性の独り暮らしであっても、自分で作れるメニューになっている。

●さらに、血圧が高いと指摘されている方については、「白菜」を食べる習慣をつけよう。

白菜→血圧を下げてくれる。

白菜は、体の中の塩分を外に排出する効果がある。

毎日食べるには、飽きないように工夫しよう。

白菜の葉一枚の白い所は生で食べる

●四角に切った白い所に少しだけ塩コンブをのせる

●四角に切った白い所に「イクラ、タラコ、イカの塩から」など、塩分が強いので、少しだけのせて、パリパリ食べよう。

●先の葉の部分は生で千切りにして、塩コンブで揉《も》むと、二～三分で水分が出てくる。絞って「一味唐辛子」をしっかりかけて食べよう。

「一味唐辛子」は、血管を破れにくくする効果があり、脳梗塞予防になる。

日本では、生で白菜を食べる習慣があまりないが、野菜が持つ甘さがあり美味しく頂ける。

コロナウイルスの流行で、家で食事をする回数が増え、今では男性が料理にはまっている。

そんな時代だからこそ、健康で若返る食材で料理をして欲しい。

⑹⑸ 注意すべき食材の注意点

●「アボカド」↓油として計算して下さい。

血圧が高い人、糖尿病、脳梗塞の危険性のある人は、食べない方が良い。

●「納豆」↓脳梗塞の薬を飲んでいる人は食べない方が良い。

●「乳製品」↓脳梗塞や血栓ができやすい人は、血管を詰まらせる危険性があり、食べない方が良い。

●カルシウムを補うのであれば、「かんぴょう、里芋、ピーマン」などを食べよう。
持病のある人は、主治医の指示に従って食事を守ろう。
●五五歳から六〇歳にかけては、男性は一家の大黒柱である。健康で長生きして頂かないと家族が不安になる。自ら食について研究、勉強して欲しい。
●食は、薬と考えて欲しい。
同じもので高カロリー食ばかり取ると、「脳梗塞、糖尿病」になってしまう。
●高齢期を迎えるにあたって、病院通いになることは避けたい。
一〇〇歳まで夢を見ていられる未来作りは、
「食と睡眠と軽運動とメンタルケアー」の四つである。

(66) いい加減な食事で起こる脳梗塞に注意しよう

男性にとっての「毒」、「天敵」とは！

＊油の強いランチ、油の浮いたラーメン

＊弁当を買うと、フライが多く入っている。体に残る油の入った食事のひとつである。積もり積もって、やがて「脳梗塞」や「くも膜下出血」を引き起こす可能性が高い。

定年になり、やっと自由な身になれた六〇歳～六五歳は、脳梗塞にかからないように注意しよう。

後遺症で足が思い通り上がらなくなったり、言語障害を発生させたりすることになる。今までの友達とも会いたくなくなり、独りの生活で、老人性うつ病になったりする。

身の回りの生活にも支障が出る。
独りで風呂に入ったとしても、体の後ろにうまくタオルを回せなくなる。
そうした不便さに、心が砕《くだ》け、老人性うつ病を引き起こす。
そこから先、六五歳から七〇歳代に認知症が発生する危険が高まってくる。

(67) 酒が脳の萎縮を引き起こす

若い時に男性は、女性よりも酒を飲む場が多い。
三五歳までは、多少アルコール依存でも、体に特に異変はない。
四五歳から五五歳にかけて、飲んだアルコール量によって脳の萎縮《いしゅく》が始まる。
脳の萎縮は、運動神経に出る人もいる。
歩くこともままならず足を引きずる形になる。

長年飲み続けたお酒による脳の萎縮は、今のところ良い薬がない。

そこへもってきて、五五歳から六五歳にかけて老化現象による脳の萎縮が重なることで、認知症の進行が早まる。

家族の方がいても、独り暮らしであったとしても、「認知症の症状」と「老人性うつ病の妄想が加わってくる。

病院に入院できたとしても、施設に入所できたとしても、自分で生活する能力がなくなっている方も多くいる。

自由に行動できなくなると申し上げたい。

男性五五歳から六〇歳に向かって、健康な体づくりが重要になる。

五人に一人があと五年後、認知症になる時代が迫っている。

これからは、高齢者さんになるのは当たり前で、自らが健康の責任を問われる時代である。

(68) 新しいことを始めて、耐え忍んで、続けることに価値がある

退職した後は、心の奥で暖めてきた自分の能力を出し切る。その夢を現実化させる時である。

人の体を引っぱってくれるのが、思い描く夢である。

五五歳から六五歳にかけては、これからの一〇年を思い描く仕事に当てると良い。

素人でも、独学で勉強を一〇年すると、四年間大学に通った以上の知識が身につく。

知識と技術が、ひとつ、ひとつ増えるにつれて、人の脳の中は、活発化してくる。

分からない分野だった知識が四年後、新しい知識と結びつく。

はじめは多くの知識を詰めこんではいるが、なぜか「ちんぷんかんぷん」の気がする。

こんなことをやっていても、無駄と思い、努力してきたことをやめる人が多い。だが、努力を続けていると、知識と知識が結びついていく瞬間が必ずある!!

その時に、心の中で閃《ひらめ》きが発生する。

悪戦苦闘《あくせんくとう》していた、勉強の理解力がスピードを増してくる。

もしかして、「自分は次の仕事で一流になれる」と胸を叩くアラームが鳴り響く。

人の値打ちとは、新しいことを始めて、耐《た》え忍《しの》ぶ精神力にあると思う。

人それぞれの考え方があり、自分の値打ちを見つけ出していくのが、高齢者さんになる前の五五歳から六五歳にかけてである。

明日、明後日の目標のある生活を過ごせるかどうかにかかっている。

例えば、七〇歳になっても八〇歳になっても、九〇歳になっても一〇〇歳になっても……！　朝を迎える楽しみがある。

そんな人生にするには、五五歳から六五歳の一〇年間を、

●体作り――「血液をアルカリ性にする」「血管年齢を若くする」ことに気をつける。

●心のケアー――「将来にやる目標に向かって知識と技術を高めていく努力」が必要。

高齢者七〇歳～八〇歳になると、技術の習得に耐える精神力が低下し、将来の夢を諦《あきら》めがちになってくる。

●五五歳から六五歳の一〇年間を第二の人生作りと考えて頂きたい。

自分が習得をした技術と経験があれば、高齢者さんになる七〇歳から一〇〇歳まで仕事をして楽しめる。

7章

一〇〇歳に向かって、もっともっと元気になれる!

⑹ 朝起きて今日することがある幸せ

朝、ご飯を炊いて、みそ汁を作って、メザシを焼く。大根おろしを作る。
「面倒臭いなぁ〜」と言って一枚の海苔をパリパリに焼く。
「あ〜、面倒臭いなぁ〜」と言って茶碗を出す。

テーブルに、体に良い食事が色とりどりに並ぶ。
七〇歳〜一〇〇歳に向かっての体作りである。

●大根おろしとメザシは、体のコレステロールを落とす。
そして大根おろしのピリピリは、癌予防効果なので、おろして三〇分以内に食べよう。
●昼食におろしをとっておいても効果はなくなる。

「おろしがねと大根」をくるんでおいて、昼食に食べる時に食卓に出しておろしてみたらどうだろう？

●一枚のパリパリの焼海苔が脳と心臓の薬になる。

●具材「ワカメ、里芋、ニンジン、大根、長ネギ、油あげ」これらが料理に入ることで、体の調節機能を果たす効果があり、高齢者さんの便秘改善に役立つ。

「あ〜、面倒臭い」と言葉に出しながら、支度をどんどん続けよう。

「あ〜面倒臭い」と思うその感情、そしてそれを行動に移すことは、まだ若いという証拠である。

ついでに、もうひとつ面倒臭いことをやってみよう。

●小松菜とリンゴのジュース、少し牛乳を入れる

●小松菜とバナナのジュース、少し蜂蜜をたらす

便秘改善と血管年齢の若返り効果のある「ジュース作り」である。

●朝から沢山、ゆっくり食べる。
健康の基本作りを守って欲しい。

●昼食は、忙しくても手を抜くことになってはダメだ。
朝食の基本ができていると健康は崩れにくい。

昼食は、楽しみな畑仕事が忙しい時は、
●おにぎりに海苔をしっかり巻いて持っていく↓脳疲労防止効果！
●おかずは、焼チクワを食べる↓筋肉を造る。魚の練り製品が必要。
●タマネギと小松菜、ニンジンのかきあげ
これがあれば、最高のランチになる。
血液をサラサラにするために、タマネギ、ニンジンを混ぜると良い。

「面倒臭い」と言いながら、畑で食べるランチは、自分が王様になれる時間だ。お茶をゆっくり飲んで持ってきたフルーツを食べる。

●柿は癌予防効果あり。

●みかんは、ビタミンCが豊富で、これも癌予防効果と、免疫力を高める効果がある。

青空の下で、生き生きとした野菜の成長を見ながら食べるオヤツは特別な味がする。

(70) 散歩と菜園作りで動ける幸せ

自分で作った野菜を売ってみたいなぁ〜と思うと未来の想像が広がってくる。

●脳の中では、未来の夢を膨《ふく》らますことで、分泌ホルモンであるドーパミンが排出準備をしてくれる。

そしてヤル気が出る、そんな感情が芽生《めば》える。この時に！　体の血液循環が改善。
●体の骨細胞が活発化して、若返りを目指す活動へと、変わっていく。
●体を動かすことで、骨細胞が古い細胞から新しい細胞へ変化する。体は動かしている時、カルシウムの吸収が良くなる。
ストレスの無い自分だけのランチの空間から、新しい未来の活動が始まる。


高齢者さんになるにつれて、会話をする相手が少なくなる。

だから、菜園で椅子に座り、花と野菜達を相手にしゃべる。もちろん、誰もいない所でしゃべろう。

「夕食は何を作りましょうか？」

「少し野菜と、ハーブをつむかなぁ～！」

「ハーブティーは、深い睡眠ができると思う」

などと独《ひと》りしゃべりをする。
体の中にこもる不安とストレスが、声を出すことにより外に逃げ出す。
独り生活が淋《さび》しくならない工夫。「散歩と菜園作りで毎日することがある」
と淋しさが半減する。

朝、昼、夕方に分けて、自分の予定をたてる。
一日歩き回る。深い睡眠がとれる。
体を動かせる。筋肉低下を防げる。

歩けない不便さを想像してみて下さい。
若い時は、当たり前に出来ていたことが、高齢者になるにつれて、当たり前
にできなくなる。
階段ひとつとっても、登り、下りが難しくなる。

歩けることの幸せを噛《か》みしめて、歩ける時に、しっかり筋肉をつけておこう‼

⑺ 人はいつも、人によって助けられて生きている

二〇二二年一〇月二〇日、深夜のテレビを見ていた。

九一歳の女性が、ピアノを弾《ひ》いて、歌を歌って、部屋を動き回っている。

自分が、吹き込んだ歌を、テープで聞くので、速く歩いてピアノの場所と、テープの場所を行ったり来たりしている速さがまるで三〇歳代であった。

終わったかと思うと、次の曲をピアノで弾きながら歌って、テープに入れていた。

九一歳でも外見は七〇歳代にしか見えない美しさであった。

本当にそうだ。暗示をかけた脳は、「九〇歳はまだ中年」と言うことを証明する人が現実にいる。

僕が言い続けているように、「声を出す、指先を使う、そうすると、体を思い通り動かせる」ということは「脳の働きが大きく関係している」とテレビを見ていて、「やっぱり本当だ」と確信させられた!!

九一歳の音楽家の先生に感謝したのだった。

人は、いつだって知らない人に助けられて生きている。

自分独りの力なんて三%だと偉い人が話していた。

それが本当だ!!　とつくづく思う。

それでは、あとの九七%は何だろう。

「人に助けられる。人に引っぱってもらえる。人に教えられる。出会いの運」と、「面倒臭いと思う日々の努力の数」を合わせて九七%になる。

だから、「人に優しい、人を許す」、その気持ちを少しだけ持つと、自分の方へ運の風が吹いて来る気がする。

僕は、友達に言われた。

「横断歩道をきちんと渡れ」と強く叱られた。

もしも車に跳《は》ねられたら……家で待っている愛犬「芝犬のレナ」が、「お父さんが帰ってこない」と泣く。

そう言われて、今まで道を平気で突っ切っていたが、ぴたっとやめた。「芝犬のレナ」を泣かすことになると辛いし、困るので、危ない運転はぴったり止めた。

人は、やっぱり人によって助けられて生きている。と感じた。


大きなチャンスや運は、他の誰かの所にいってくれてもいいのだ！

僕の願いは、もうしばらく、もうしばらく「芝犬のレナ」と一緒にいたい。

それが願いであると、朝と夕方の散歩の時に祈《いの》っている。

(72) 高齢者になると心の窓が開き、生きていることの有難さを感じられる

高齢者さんになっても、自分の愛する「花、犬、猫、家族」がいた方が、朝から頑張れる。

愛は形も色彩もないけれど……人の心を動かす力がある。不思議な力がある。

高齢者さんになるということは、今まで見えなかった心の窓が開き、自分の新しい人生の力がつくということである。

体は、若い頃より、多少衰《おとろ》えてしまうが、それを補う、工夫の知恵が生まれる「プラス、マイナス」ゼロの所を生きている。

高齢者さんになると、若い時には見えなかった心の窓が開き、生きていることのありがたさを感じられる。

若い時は、生きているのが当たりまえと思っているから、一日、一日を大切

に生きていなかった。

年齢がいくつになっても、心の感情は衰えない。

認知症にならないで、しっかり歩けたら、若い頃と少しも変わらない一日を楽しめる。

高齢者さんになっても、興味がある世界の勉強をする。

どんどん心の窓が開き、「あれも、これも試《ため》してみたいなぁ～」と思える。

実に、素晴らしい世界をくり広げられる、高齢者さんは知恵の固まりなのである。

(73)　優しさにだまされないように

人は不思議な生きものである。

七〇歳を過ぎたというのに、感情は老《お》いない。

そこで、面白いことが起こる。

若くはなれないと分かっているのに、高額のクリームのテレビコマーシャルを見て、それを買って、顔に塗《ぬ》ってみる。

高い値段が、心をくすぐる。「奇麗にはなれないが、奇麗になった気がする」感情がある。

欲の谷間を行ったり来たりする。

高齢者さんになると、淋《さび》しい感情になり、「詐欺《さぎ》」にかかりやすい条件がそろう。

大切なお金を、「ポイッ」と出す瞬間がある。

ふと訪れたセールスマンが、「雨漏《あまも》りはしない？」と気遣《きづか》う優しい言葉に、安心して高額な屋根瓦《やねがわら》の修理の契約サインをしてしまうこともある。

高額な一万～二万円の顔面クリームとは違って、数百万円の買物をしてしまう。

高齢者さんになると、感情の中にある欲の世界が左右に揺れる幅が大きくなる。

揺れる幅に隠れているのが「孤独」である。

誰でも良い。淋しさから、誰かと話したかった。

ただ、それだけで長話しになる。

セールスマンは聞《き》き上手。相手がしゃべるたびに、優しくうなずく、その回数が増える。

うなずく回数が増えるに従って、高齢者さんは、セールスマンとの心の距離が縮まったと錯覚する。

別に、親しいわけではないセールスマンを、ずっと前から知っている人と、錯覚の世界が長話しの中でできあがる。

高齢者さんは、すっかり信用して、相手が差し出す書類にサインをしてしまうケースがある。


ここから先の生活費をだまし取られたら……あなたはどうします？

高齢者さんは、不安とか愚痴《ぐち》を吐き出せる場所が少ない。

そのために、自分の不安を聞いてくれる人の言葉に洗脳されやすい状況におかれている。

そうした理由から、詐欺《さぎ》にかかりやすいと言える。

愚痴を聞いてくれる人を、優しいと勘違いする。
判断力が弱くなっていることもあり、詐欺にかかりやすくなってしまう。
「そのようなことはない」と自分を過信しないで欲しい。

⑺4 どうして詐欺にかかったかわからないうちに

ここから先の生活費をだまし取られたら⁇
高齢者さんが詐欺にかかることは、生死にかかわることと思うので、しつこく言います。

貯めた貯金を守る責任があるのが高齢者さんである。
若い時のように働いて、もう一度貯金をしたくても働く場所が限られる。
だから、貯金を守る責任が高齢者さんにはある。

詐欺にかかろうと思って詐欺にかかる人はいない。

恋に落ちようと思って恋をする人はいない。

それと同様に！　人の心の中には、自分の知らない過信というプライドの部屋がある。

まだ、開けたことのない部屋を開けた瞬間に、驚きの稲妻が頭の先から足の先まで一瞬にして走る。その時に、洗脳されてしまう。

そこで、判断能力を失ってしまう。恋をしてしまうのと同様である。その瞬間は、理由などなく、稲妻が走った状態になる。

恋をした時は、その人が良い人か？　悪い人か？　などは判断できない。

詐欺にあう時も、その人が良い人か？　悪い人か？　などは判断できない。

常に心の中に「今まで生きてきた経験からくる」過信と、まだ「若く見られたい」と思うプライドの高き感情の部屋がある。

感情の中にある欲の部屋を好奇心で開けたいと思う、少し怖さもある。

見知らぬ人に「お若く見えますね!!!」と誉められたひと言で冷静さが一瞬に飛んでしまう。

そんな時に!! 詐欺の稲妻に襲われる。

恋をする時、理由はなく、一瞬で相手を好きになる。

何が何だか分からないが、相手のことを好きになる。

詐欺の稲妻も、「どうして詐欺にかかったか分からない!!」と恋の原理とよく似ている。

(75) この先の人生がかかっているから巻き込まれないで

詐欺にかかる時は、「孤独と退屈時間」で心がぼう〜っとしている時が多い。

「心にぼう〜っと」している時間がないと冷静に判断できる。

そもそも高齢者に近づいてお世辞《せじ》を言ってくる、そのことに対して、不信感を持つことを、胸に焼きつけておくべきと思う。

昼食を食べている時に、いつもは鳴らない電話が鳴る。
昼食の時は、高齢者さんが、家に居る可能性が高い。

詐欺グループは、何台もある電話で、手あたり次第電話をしてくる。素人グループもいる。

いつもは、鳴らない時間の電話に対して！
「詐欺かもしれない」と思って電話をとる。
「知らない相手の声と名前」に対しては「間違いです」と言って電話を切ろう。
知らない人と電話で長く話すと、詐欺にかかる可能性が高くなる。

なぜ、詐欺についてくどく言うのかというと、今まで働いてこられた貯金をだましとられたら、「明日からの生活も、病院受診も、何もかも」出来なくなる。

気持が動転して、脳の血管が破れる。

「脳梗塞または心臓病」が起こっても、倒れたまま、人を呼ぶこともできない状況になってしまう。


なぜ、詐欺についてくどくど言うか？
●それは、あなたの今までの人生が関係しているから。
●そして、この先の人生がかかっているからだ。

⑺⑹ 孤独にならないために趣味を仕事にしよう

高齢者さんが、孤独が生み出す詐欺や事件に巻きこまれる要因を作る孤独をなくすために楽しい時間を作ろう。

その一つとして「愛する趣味を仕事にして、自分の作ったものを販売する」ということも考えてみよう。

★子供用の肘掛け椅子を売る

●子供が転げ落ちないための肘掛《ひじかけ》けをつける。
●横にコップが置ける板をつける。
●ポイントは色彩にある。
色のペンキを塗る。防水性がポイント。
●子供が成長したあかつきには、玄関の外で植木ばちを置くことができる。そんな説明書をそえる。

高齢者さんは、売れるための工夫をする。
前頭葉が活発になる。
売れるかなぁ～。値段いくらにしようかなぁ～、

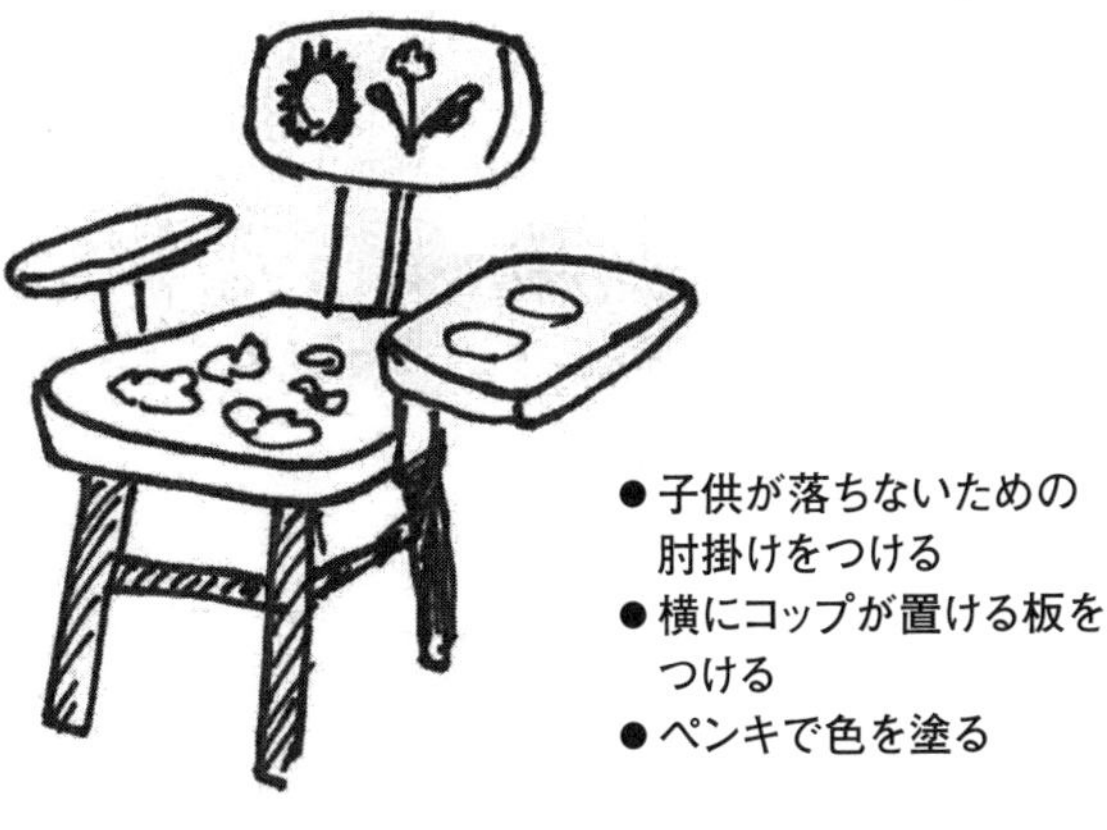
●子供が落ちないための肘掛けをつける
●横にコップが置ける板をつける
●ペンキで色を塗る

と考える毎日が希望と夢に溢《あふ》れる仕掛けとなる。

「いくらで売ろうか？」想像することが、心の中にある孤独をかき消す薬になる。

●販売する品物‼

★弁当箱入れ

★ガマグチ財布

★何時も抱くガーゼの人形

ガーゼ人形のポイントは、「新生児の枕《まくら》」で使ってもらえるようにすることにある。

ガーゼで人形を作ると洗える。

「衛生的で良いので、新生児のお祝いの品物にできる」とメモを入れておく。

別に上手な方なら、パンダの人形でも良い。
ガーゼを何枚も、重ねて作ることで長持ちする。
洗う時にガーゼの生地が破れても使えるように。

★針止め

針に糸を通して、いたる所を結びコブをしておくと、長く長く使える品物になる。

●自分の玄関先に並べて、買いに来てくれる人と話すことが孤独にならない方法。
高齢者さんが作った物を売ってみよう‼
菜園で作ったネギ、小松菜、カボチャなどを束ねて販売する。

●ポイントは、一束一〇〇円にすること。一束五〇〇円のものも良い。
人の心理は二〇〇円だと買うのに悩む。

八〇円やら一〇〇円なら考えないで買ってくれる可能性が高い。

●ポイントは、売れなかった時、自分のおかずにすることだ。だから束数《たばすう》をいっぱいにはしない。

顔なじみができるにつれて、束数を増やしていけばいい。

⑺ 最後まで残るのが金銭欲、まだできるという意欲

高齢者さんになっても、畑のキャベツが売れるなら、一〇〇歳になっても朝起きて畑に出る。その意欲が体を支える。

健康な高齢者さんは、働けることに誇《ほこ》りを持っている。

野菜やくだものの収穫は、朝露《ちょうろ》時である。

太陽が昇った一〇時頃に収穫してもよさそうだが、野菜、くだものは生きものだから、乾燥したものは、いたみが早く、売りものにならない。

高齢者さんは、朝早く目が覚めるので早朝に、露でしっとりしている状態で収穫してそれを売る。

●絵が好きな方は、絵を描いて売ってみたらいかがでしょう？
普通なら、絵は高額と思ってしまう。
そこがポイントで「七〇〇円から一二〇〇円そして二〇〇〇円」のものを用意したらいかがでしょうか？

描いたくだものの絵の上に、透明なビニールを貼《は》る。セットで売る。

七五歳→八〇歳→八五歳→九〇歳→九五歳になるにつれて、自分の作ったものが売れるという世界に足を踏み入れると、不思議なことが起こる。

①将来の不安を抱いていると姿勢は「前傾姿勢になる」七〇歳代

②やることが見つかると「前傾から姿勢が伸びてくる」七五歳→八〇歳
③売れるものがあると確信を持つと「姿勢がまっすぐになってくる」八〇歳代～九〇歳代

高齢者さんであっても、体の中にある「脳と心臓」を除けば、三年～四年で骨が作り変えられ、五年目にして骨は全身が新しくなる。

⑺⑻ 心と体が一体化することで人は若返る

五年前までは、前かがみの姿勢だった。
患者さん（女性七五歳）は、御主人が亡くなられた。
店を引き継ぐ覚悟が決まった！
今までより、体がしゃっきりして、真っすぐに歩いている。
人の体って不思議だなぁ～と思った。

「なぜそんなに元気になられたの」と尋ねると……

「販売内容が決まったの」と言う。

夫がやっていた「街のおかず屋」で新しいメニューで安く売る、と決めたと話してくれた。その前は老人性うつ病だった。

彼女は、店が忙しくなり、老人性うつ病をやっている隙《ひま》がないそうだ。三週間に一度来ておられたが、二カ月に一回の受診になっている。

「そろそろ老人性うつ病は卒業だね！」

と言うと、大声で笑っていた。

店に出て、「いらっしゃいませ」「今日は、これが安いよ」とおすすめの品を、一日中しゃべっていけるようになったそうだ。


人の心と体が一体化することで、考える以上に人は若返ることができる。

朝起きて、日銭が入ることを想像する。

「今日はいくら売れるのかなあ〜」

と思うことが、健康になれる秘訣なのだろう。


人が最後まで持つ金銭欲が、高齢者さんを支える秘訣である。

戦後、何もない時代に生まれた今の高齢者さん達九〇九万人は、働いて何も無い不自由な時代を生きて来た。

その経験から、お金を自分の力で得るということは、生きている誇《ほこ》りであり、「まだまだやれる!!!」という意欲に支えられている。びっくりするほど元気が出るのだろう。


戦後の食糧難からわずか一五年で賑やかな日本になれたのも、今の高齢者さん達が、与えられた仕事と真面目に向き合って下さったお陰である。

これから二〇二三年、二〇二四年、二〇二五年で五人に一人が高齢者さんになるのだ！
戦後を思い出して、もうひと踏《ふ》んばりしよう。

●朝起きて、一日のスケジュールをたてて動こう。
「自分は高齢者だから、頑張れない」と心の中で思うと、本当に動けなくなる。
●自分年齢を数えないで欲しい。
●自分自身に暗示をかけて、まだ「四〇歳」だと言い続けよう‼
●着る服も少し明るい色を選ぼう。
色彩が明るいと気分が上がる効果がある。

新しい高齢者の社会が今、変わる。
新社会の幕が上がっている。
周りは、全員高齢者さんだから、高齢者さんが当たり前になって来る。
●多くの高齢者さんが働ける時代になってくる。

●「動ける体と、前向きの心」が必要となる。

有名大学では、高齢者さんが動きやすいようにする研究が盛んに行われている。高齢者さんは、これから先、中年にすぎなくなるのだ。

⑺ もっと元気でいるための「高齢者さん体操」

(Ⅰ) 歩行改善

歩くことが大切だと、高齢者さん全員が知っている。

歩くことを頑張って、左右の足は前に出ているが、たいした運動にはなっていない。

●片足を後ろにゆっくり引く。一秒で良い。

●最初は、室内で物につかまって足を後ろに三回引き上げよう‼

●外出して、ゆっくり歩く。そして後ろ足を後ろへ蹴《け》る。一秒で良い。

お尻のほっぺたが上がる。お尻に筋肉が半年でつく。

自然に歩幅が半年で広がる。つまずきが減る。

ふくらはぎは、第二の心臓と言われる。足を後ろに蹴《け》る歩行により、血液循環が改善。

胸の所にある心臓に向かって、血液がしっかり循環する。

●散歩だけでなく、気がついたら室内でも、足を後ろへ引き上げる運動をしてみよう。

●どこかにつかまって、お尻のほっぺたが

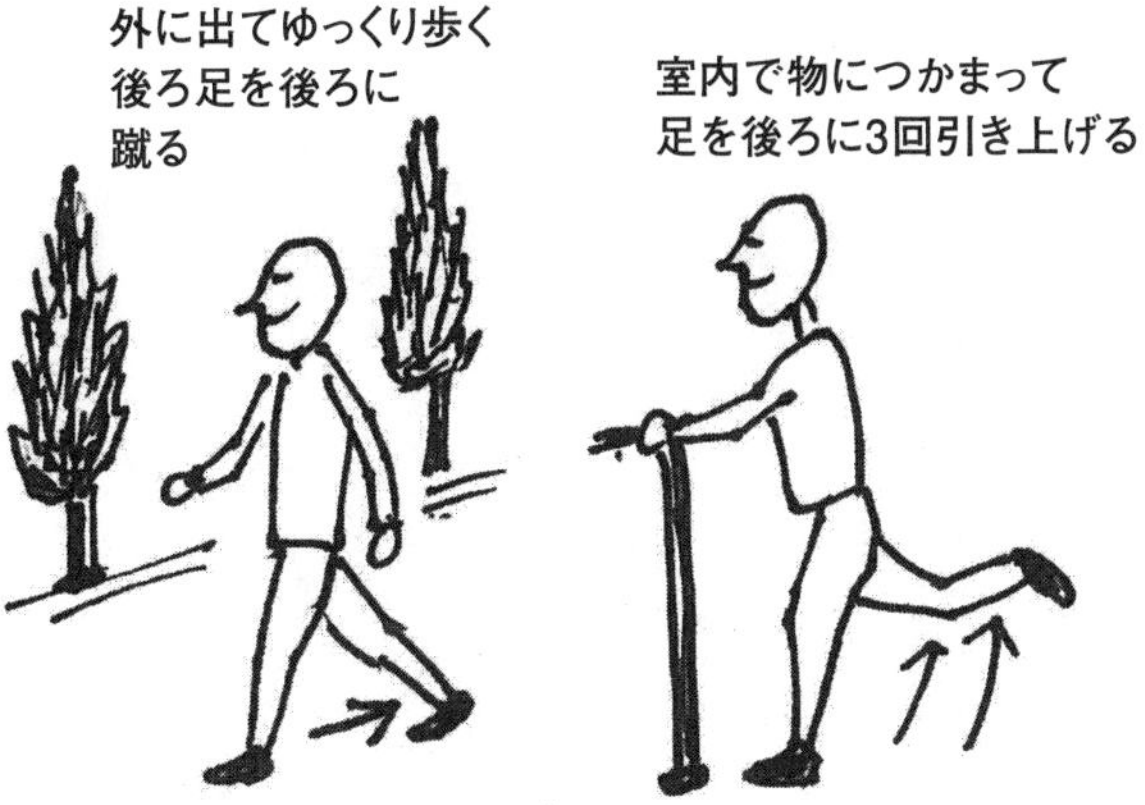

外に出てゆっくり歩く
後ろ足を後ろに
蹴る
室内で物につかまって
足を後ろに3回引き上げる

上へ押し上げられる感じ。転びにくくなる。二秒～三秒片足を上げた所で止めてみる。

（Ⅱ）肩甲骨《けんこうこつ》の運動

肩甲骨をぐるぐる回す。

肘をしっかり回すと肩甲骨も回る。

首から脳に向かって、血液が流れやすくなる。

「ゆううつな気持ちと体のダルさが解消してくる」


　前側の左胸に当たる所に免疫を高める組織がある。肘を回しながら指先で軽く円形

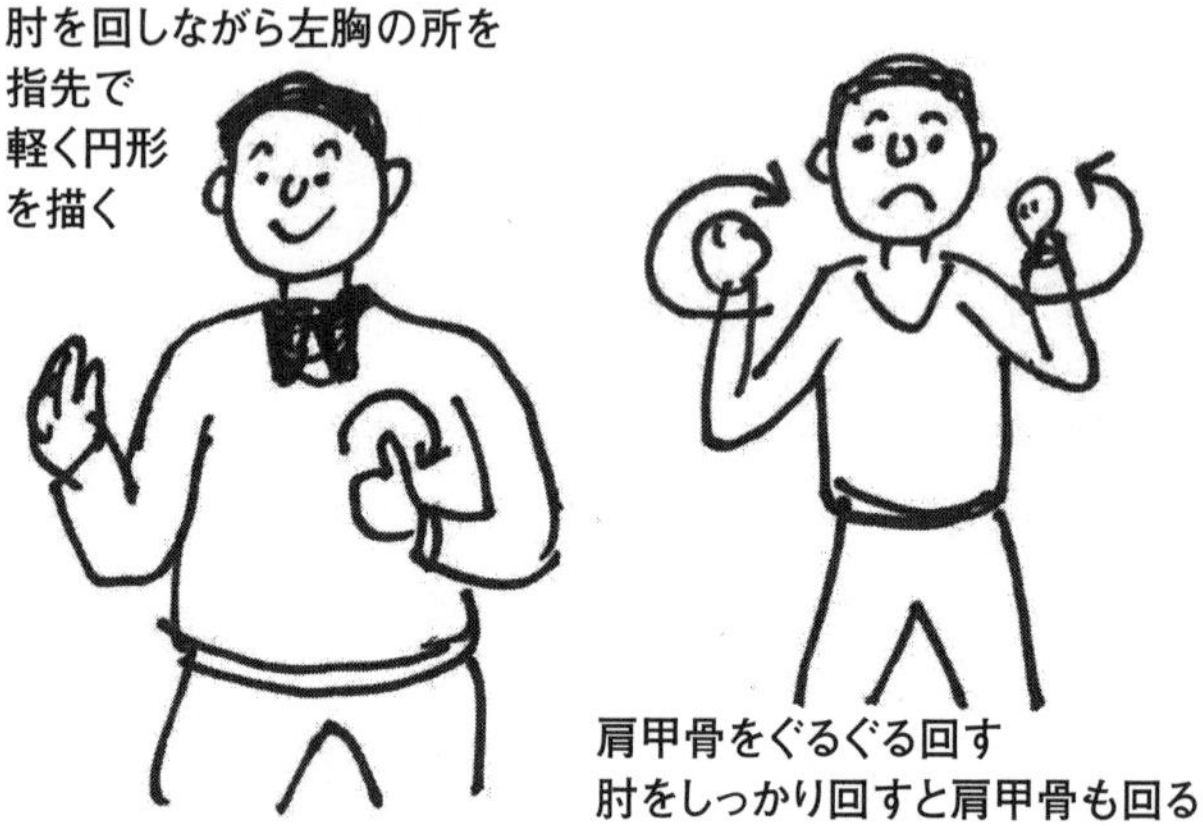
肘を回しながら左胸の所を指先で軽く円形を描く
肩甲骨をぐるぐる回す
肘をしっかり回すと肩甲骨も回る

を描く。

（Ⅲ）**腰を回す腸の運動**

●腰を回すには、足を広げて体をしっかり支える。

●上半身を左右に回す。手を広げて回す。

高齢者さんの便秘の解消につながる。
腸の働きが良くなると、栄養吸収が良くなる。
腸の働きが悪くなると、栄養吸収ができなくなって、免疫力低下となる。風邪、肺炎など細菌に感染しやすくなる。

高齢者さんの体操
（Ｉ）歩行改善。足に筋肉をつけて、転びにくくする。

（Ⅱ）肩甲骨体操
（Ⅲ）腰を回す、腸の運動
毎日、気がついたらしよう。一日に一回～三回は習慣づける。そのことで体調が調《ととの》い、若い気分に変わる。

⑽ 八〇歳台、九〇歳台が中心でしかない時代がやって来る

アメリカの人間研究の博士が語っていた。

「本来なら、二〇〇歳すぎまで生きられる命が、日々のストレスで、生命維持を短くしている」

日本の有名大学では、高齢者さんが諦《あきら》めている動きを、できるようにする研究開発が、ほぼ完成している。

特殊カメラがついたメガネをつけて、五分間トレーニングを行う。

メガネをはずして同じ動きをする。
最初できなかった動きができるようになる。
実現化に向けて進められた研究で、諦めていた行動ができるようになる。
今は、高齢者さんが、働ける動きになれることが注目されている。
八〇歳台～九〇歳台は中年でしかない時代がやって来る。

あとがき

死んだら何処へ行くのだろう？

誰もが生きている間に一度は思うだろう？

人の不安を和らげるために、多くの宗教が存在したのだろう。

生きている時には、不安を増すことは、考えなくても良いと思う。

答えが出せない問題に、ちょっとでも、心を痛めるとストレスが体全身に走り、癌細胞を生み出す状況になる。

亡くなる時は、一瞬であり、人生の幕が降りるのは、二〜三分のことである。人は息を突然止めてしまう。

生きている間は、一生懸命生きることである。
この世に未練を残さないように、一生懸命生きることをして欲しい。
すると、自分の行きたい所へ旅立つことができる気がしてならない。
人生の値《ね》うちがあるとすれば、自分なりに一生懸命に生きることにあると思う。

人生は、良い時ばかりではない。
苦労の中で、覚えた教訓は、自分の武器となり、「やればできる」という生きるバネになる。

高齢者になるにつれて、光り輝くようになっている。

僕の教訓から思うことがある！
父が他界して、数十時間で、骨になって出て来た。
数日前は「美味しい、美味しい」と言っておやつのメロンを食べていた。
数十時間後には、父ではない物体の骨だけになってしまった。

心の切り替えができなかったことが許せなかった。
だが！
父の死に顔が生前より男前だった。
その顔を見て、行きたかった所へ旅立つから、嬉《うれ》しくて、男前になった気がした。

人は命ある限り、一生懸命に生きて、忙しく日々を過ごすことが目標であって欲しい。

浅川クリニック　浅川雅晴

そうか！ 90歳はまだ中年なのか!

著 者　浅川雅晴
発行者　真船美保子
発行所　KK ロングセラーズ
東京都新宿区高田馬場 4-4-18　〒 169-0075
電話（03）5937-6803（代）　振替 00120-7-145737
http://www.kklong.co.jp

印刷・製本　大日本印刷(株)
落丁・乱丁はお取り替えいたします。※定価と発行日はカバーに表示してあります。
ISBN978-4-8454-5172-2　C0247　Printed In Japan 2023